U0725970

肿瘤防治
从筛查到诊疗

主　编　　刘宏旭　　刘也夫
副主编　　赵　岩　　张敬东
　　　　　王丹波　　罗娅红

人民卫生出版社
·北 京·

图书在版编目（CIP）数据

肿瘤防治：从筛查到诊疗 / 刘宏旭，刘也夫主编. ——
北京：人民卫生出版社，2025. 8. —— ISBN 978-7-117
-38326-4

Ⅰ. R73

中国国家版本馆CIP数据核字第2025PF2604号

人卫智网	www.ipmph.com	医学教育、学术、考试、健康，
		购书智慧智能综合服务平台
人卫官网	www.pmph.com	人卫官方资讯发布平台

肿瘤防治：从筛查到诊疗
Zhongliu Fangzhi: cong Shaicha dao Zhenliao

主　　编：刘宏旭　刘也夫
出版发行：人民卫生出版社（中继线 010-59780011）
地　　址：北京市朝阳区潘家园南里 19 号
邮　　编：100021
E - mail：pmph @ pmph.com
购书热线：010-59787592　010-59787584　010-65264830
印　　刷：北京汇林印务有限公司
经　　销：新华书店
开　　本：889×1194　1/32　　印张：6
字　　数：242 千字
版　　次：2025 年 8 月第 1 版
印　　次：2025 年 9 月第 1 次印刷
标准书号：ISBN 978-7-117-38326-4
定　　价：50.00 元
打击盗版举报电话：010-59787491　E-mail：WQ @ pmph.com
质量问题联系电话：010-59787234　E-mail：zhiliang @ pmph.com
数字融合服务电话：4001118166　　E-mail：zengzhi @ pmph.com

主　审　朱　博

编　者　（按姓氏笔画排序）

王　冠　　王丹波　　王利华

王金石　　毕　雪　　刘也夫

刘宏旭　　张　晶　　张莹莹

张敬东　　陈　伟　　罗娅红

金　悦　　赵　岩　　郭天宇

董　茜

秘　书　毕　雪

序

　　肿瘤是威胁国人健康的主要慢性疾病之一，近年来，肿瘤发病率和死亡率呈逐年上升趋势，故其防治刻不容缓。世界卫生组织提出，1/3 的肿瘤可以预防，1/3 的肿瘤可以通过早筛、早诊和早治而治愈，1/3 的肿瘤可以延长生存期并改善生活质量。

　　2023 年国家卫生健康委员会等 13 个部门联合制定了《健康中国行动—癌症防治行动实施方案（2023—2030 年）》，指出肿瘤防治要树立大卫生、大健康观念，坚持预防为主、防治结合、中西医并重、综合施策、全程管理，立足全人群、全生命周期、全社会，创新体制机制和工作模式，促进肿瘤防治关口前移，倡导健康生活方式，普及健康知识，动员群众参与肿瘤防治，加强肿瘤预防、筛查、早诊早治和科研攻关，集中优势力量在发病机制、防治技术、资源配置、政策保障等关键环节取得重点突破，有效减少肿瘤危害，为增进群众健康福祉、共建共享健康中国奠定良好基础。主要目标是到 2030 年，肿瘤防治体系进一步完善，危险因素综合防控、肿瘤筛查和早诊早治能力显著增强，规范诊疗水平稳步提升，肿瘤发病率、死亡率上升趋势得到遏制，总体肿瘤 5 年生存率达到 46.6%，患者疾病负担得到有效控制。

　　《肿瘤防治：从筛查到诊疗》一书是刘宏旭、刘也夫两位主编从肺癌、乳腺癌、结直肠癌、肝癌以及胃癌和宫颈癌六个常见的肿瘤入手，紧跟中国抗癌协会（CACA）编写的指南中提出的"防、筛、诊、治、康；评、扶、控、护、生"十字方针展开，充分贯彻"肿瘤防治，赢在整合"的整合医学思想，并以常见肿瘤的诊断和治疗为主，通过发生在医院的真实病例，以图文并茂的形式，用通俗易懂的语言，深入浅出地为广大读者介绍和解答如何发现早期肿瘤，早期肿瘤的症状，得了肿瘤该怎么办，早期肿瘤和晚期肿瘤在诊疗上的区别以及与晚期肿瘤相比，早筛、早诊、早治对患者预后的影响等问题。

希望广大读者能通过此书对肿瘤的诊疗有初步了解，不再"谈癌色变"，能够正确地认识肿瘤，勇于面对肿瘤，相信医生。肿瘤已不再是绝症，很多肿瘤，特别是早期肿瘤是能被治愈的。

前不久我说过一句话"我们不要怕肿瘤，让肿瘤怕你"，为什么？请读读这本书。答案就在这里。

是为序。

樊代明
中国抗癌协会理事长
亚洲肿瘤学会会长
世界整合肿瘤协会主席
2025 年 5 月 1 日

前言

当"肿瘤"这个词出现在生活中时，许多人会感到陌生与恐惧。据统计，全球每年有数千万人面临肿瘤疾病的挑战，而对疾病认知的缺乏往往加剧了这种恐慌。我们编写这本书的初衷，正是希望用通俗易懂的语言，为读者架起一座连接专业医学知识与大众健康需求的桥梁。

肿瘤诊疗领域在近二十年取得了突破性进展：从精准靶向治疗到免疫治疗革命，从微创手术技术到多学科协作诊疗模式，恶性肿瘤正在从"不治之症"逐步转变为可防可控的慢性疾病。然而，信息爆炸时代也伴随着大量谣言和误区，如何获取科学、权威的肿瘤防治知识，成为公众面临的现实难题。

本书围绕肺癌、乳腺癌、结直肠癌、肝癌、胃癌、宫颈癌这六个常见的恶性肿瘤开展，通过几个发生在医院的真实病例，以图片搭配文字的形式，利用通俗易懂的语言，深入浅出地为广大读者介绍肿瘤基础认知、早期筛查、诊断方法、治疗手段，构建完整知识框架；通过就诊指南、治疗选择评估、康复管理等内容，提供具体行动建议；最后特别设置"患者心理支持""家属照护指南"等内容，关注医疗中"人的温度"。书中所有资料均来自最新临床指南，并由辽宁省肿瘤医院相关领域专科团队编写、审核，确保科学性与时效性。

我们希望广大读者能够通过此书对癌症的诊断和治疗有初步的了解，不再"谈癌色变"，能够正确认识疾病，勇于面对，相信医生，癌症已不再是绝症，很多癌症特别是早期癌症是能够被治愈的。

刘宏旭　刘也夫
2025 年 5 月

目录

第一章
肺　　癌

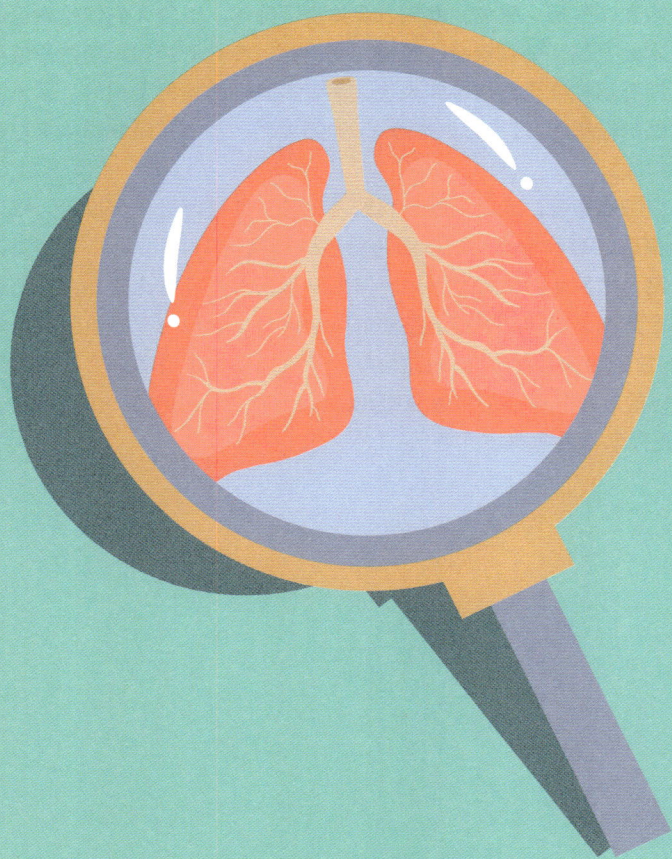

肺　癌

什么是肺癌?

肺癌是起源于气管、支气管黏膜或腺体的恶性肿瘤,可分为非小细胞肺癌(主要类型)和小细胞肺癌。根据 2024 年国家癌症中心发布的数据可知,2022 年肺癌居恶性肿瘤发病率及死亡率首位,新发病例约 106.06 万,约占 22.0%;死亡病例约 73.33 万,约占 28.5%。在同年全球的癌症数据中,肺癌的发病率(12.4%)及死亡率(18.7%)也位居首位。

在过去,多数肺癌患者在初次就诊时有着互不相同的临床表现,如咳嗽、咯血、痰中带血、气短、胸痛、发热以及体重下降等。随着人们体检意识的增强及影像技术的发展,肺癌疾病诊断谱发生前移,多数肺癌在早期阶段就得到确诊,而早期肺癌往往无任何临床表现,患者多是在体检时发现的。常见的筛查手段包括低剂量螺旋 CT(首位推荐)、胸部 X 线、痰液基细胞学检查以及血清肿瘤标志物等。

对于疑似肺癌患者,应及时到专科医院就诊,并进行进一步诊治。早诊早治可有效提高肺癌患者的生存期,因为肺癌的预后与 TNM 分期密切相关,随着分期的升高,术后生存期逐渐下降。早期肺癌的病灶通常比较局限、无远处转移,其治疗方案为以手术治疗为核心的综合治疗,其他治疗手段包括化学治疗(化疗)、放射治疗(放疗)、靶向治疗、免疫治疗以及消融等。经过有效治疗,早期肺癌的 5 年生存率可高达 90% 以上。而对于晚期肺癌,由于存在远处转移,5 年生存率不足 20%。

第一节 肺癌的诊断

下面我们将通过艾飞医生的两个接诊故事，从诊断、治疗、康复与随访三个方面向大家讲述肺癌的相关知识。

艾飞医生接诊记1

51岁的小梦女士，最近茶不思饭不想，晚上做噩梦、白天胡思乱想，以至于整个人都显得无精打采。她的丈夫和朋友都很担心她，询问后才知道小梦女士的单位前段时间组织了体检，她在做胸部CT检查时发现有肺结节，再想起她的母亲前些年因肺癌去世就更加难过了。在丈夫的安慰和劝说下，小梦女士来到了医院，寻求医生的帮助。

> 这是不是肺结节？大不大？是不是磨玻璃结节？

> 您先别着急，我会慢慢解答您的问题。从您的影像结果来看，按照结节的数量、大小、实性成分占比，您的右肺下叶有一个最大径为8mm的混合磨玻璃肺小结节。

A **按病灶数量**

单发

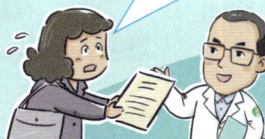

多发

B **按病灶实性成分占比**

实性结节（CTR=100%）

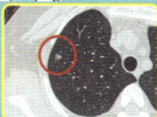

部分实性结节（0＜CTR＜100%）

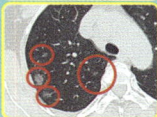

纯磨玻璃结节（CTR=0）

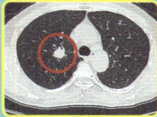

C **按病灶大小**

肿块（最大径＞30mm）

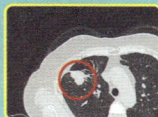

最大径32mm

肺结节（10mm＜最大径≤30mm）

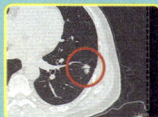

最大径17mm

肺小结节（5mm＜最大径≤10mm）

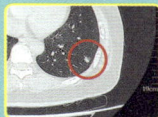

最大径8mm

肺微小结节（最大径≤5mm）

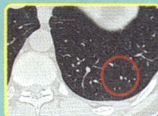

最大径3mm

肺病灶的影像学分类情况

听人说肺癌的结节会有毛刺之类的特征，我的这个有没有呢？

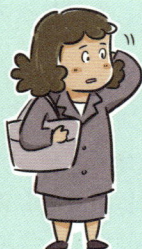

没错，疑似肺癌的结节可能会有其特有的影像学特征，如边缘征象、周边征象、内部征象和特殊征象等。不过您的肺结节仅有少量毛刺，就算是肺癌结节，其影像学形态也是多种多样的，需要具体问题具体分析！

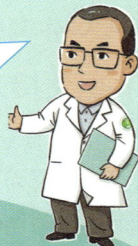

边缘征象

分叶征
病灶并非光滑的球形，如"花瓣式"分叶生长

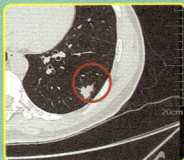

毛刺征
病灶周围有着细小、尖锐的凸起，犹如"刺猬"一样

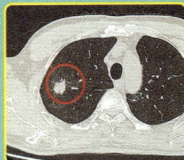

周边征象

血管支气管集束征
病灶周边或内部有血管或支气管途经或穿行

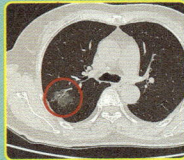

胸膜凹陷征
病灶伸出触手牵拉胸膜，造成胸膜凹陷

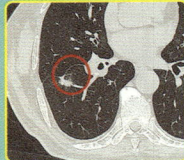

内部征象

空泡征
病灶内有一个或多个黑色空腔

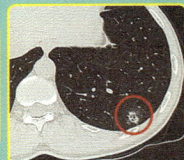

支气管充气征
病灶内的支气管较正常支气管粗

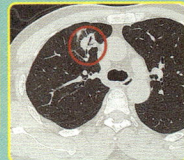

特殊征象

指环征
病灶一半为实性、一半为空泡，犹如戒指一般

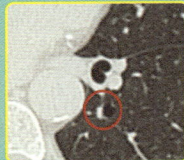

兔耳征
病灶伸出两个触手，形似"兔耳"

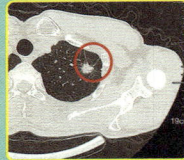

疑似肺癌结节的特有影像学特征

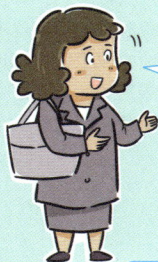

这个病灶一定是肺癌吗？我在体检前感冒了，而且有发热，有没有可能跟这次感冒有关系？

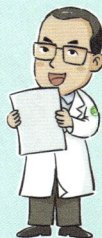

这是一个很好的鉴别诊断点。并非所有的肺部病灶都一定是肺癌，哪怕其具有一项或多项肺癌特有的影像学特征。首次发现肺部病灶，都应该先与肺炎、肺结核、肺脓肿等疾病相鉴别。若怀疑有良性可能，无须着急进行手术治疗，可考虑消炎后再复查 CT 或其他检查，以排查结核等其他疾病，可能会得到意想不到的结果，甚至可能会发现结节消失了。有时候观察也是一种治疗方式，可以避免过度医疗和一些不必要的损伤出现。

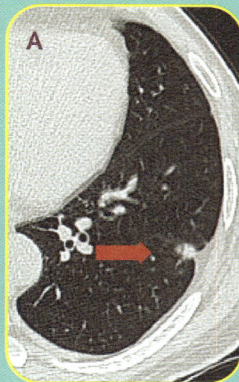

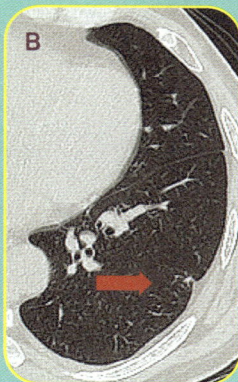

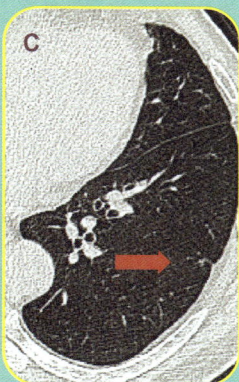

A: 检查发现实性病灶。
B: 治疗后 1 个月，病灶明显缩小。
C: 定期随访，1 年半后病灶基本消失，仅有痕迹。

病灶经消炎后消退、缩小

现在开始抗炎治疗并加以观察，会耽误病情吗？比如病灶一下变得很大！

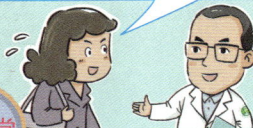

这个您不用太过担忧，即便是早期肺癌，短时间的观察也不会带来翻天覆地的改变，像您这种小结节生长周期很长，1~3个月的观察期并不会影响治疗。

小讲堂 肺结节倍增时间

根据 Yong Sub Song 等人的研究可知，纯磨玻璃结节的中位体积倍增时间为 1 832.3 天、中位质量倍增时间为 1 556.1 天；部分实性结节的中位体积倍增时间为 1 228.5 天、中位质量倍增时间为 1 199.9 天；实性结节的中位体积倍增时间为 759.0 天、中位质量倍增时间为 627.7 天。

抗炎治疗后，我再找您做低剂量 CT 检查。

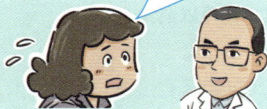

不，抗炎治疗后，我们通常会建议您行全肺薄层 CT 检查。体检时做的胸部 CT 层厚一般多为 5mm 或 10mm，而有些肺结节小于 10mm，可能因在普通的胸部 CT 上无法显示而被遗漏。而层厚为 1mm 的薄层 CT 检查能显著降低肺结节的遗漏率，甚至在人工智能技术的协助下，能够精准识别所有肺小结节，并判定其危险程度。

我的母亲患了肺癌，我现在又查出有肺结节，那我的家人是不是也需要做胸部 CT 检查呢？

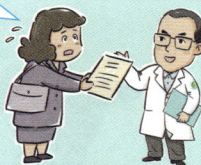

对于年龄在 45~75 岁的肺癌高危人群，应定期进行低剂量螺旋 CT 筛查。

小讲堂 肺癌高危人群

吸烟史	吸烟指数≥20 包年（吸烟指数＝每日吸烟包数 × 吸烟年数，1 包＝20 支），其中包括曾经吸烟，但戒烟时间＜15 年。
油烟环境	长期吸入二手烟或有环境油烟吸入史。
职业因素	有职业致癌物质暴露史。
个人肿瘤史	既往罹患其他恶性肿瘤者、可能携带异常基因突变人群。
直系亲属肺癌家族史	一级亲属被诊断为肺癌的人群。
慢性肺部疾病史	慢性阻塞性肺疾病、肺结核和肺纤维化等疾病患者。
传染源暴露史	有真菌感染流行区旅居史或结核病史；或有感染风险因素或病史，如免疫抑制、误吸、感染性呼吸道症状。

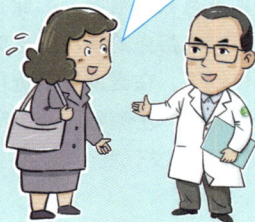

都说吸烟会导致肺癌，为什么我平时无任何不良嗜好，会检查出肺结节，而我丈夫抽了一辈子烟却什么事都没有呢？

这本应该是一个毫无争议的问题，只不过有些吸烟人士抱有侥幸心理而已，总认为自己会没事。会不会得肺癌是一个统计学问题，绝大多数正常人是不会得的，而吸烟是目前公认最主要的肺癌危险因素，香烟中含有数十种致癌物质，会对肺造成严重损伤。

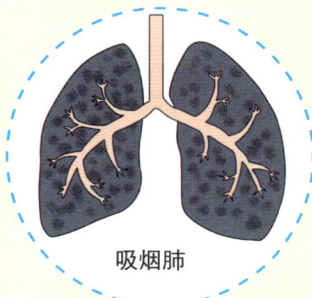

吸烟肺

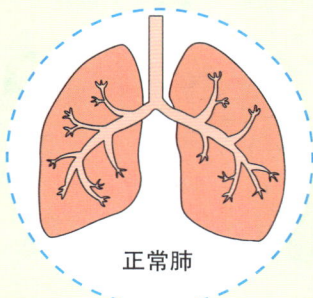

正常肺

吸烟肺和正常肺对比

小讲堂

吸烟的危害

一时不得肺癌是侥幸，但漫漫人生路上，除了肺癌，还有喉癌、口腔癌、食管癌、膀胱癌、胰腺癌等多种癌症，以及心血管系统、呼吸系统、消化系统等的疾病会因吸烟而更容易"找上门"。随着每日吸烟量的增加、吸烟年数的延长以及吸烟年龄的提前，肺癌发生率会逐步升高。另外，长期二手烟接触史是肺癌发生的高危因素之一，吸烟者就像一个移动的"污染源"，烟草产品的燃烧端释放出的和由吸烟者呼出的烟草烟雾所形成的混合烟雾中含有尼古丁、焦油、氨、悬浮微粒、PM2.5、钋-210 等 4 000 多种有害化学物质及数十种致癌物质，因此被呼出的每一口"二手烟"，都将对身边的人造成难以估量的危害，特别是对于孕妇、儿童以及年老体弱者。残留在身上及衣物上的"三手烟"，因其不容易被清除，会长年累月持续对周围环境产生污染。

听完这些后，小梦女士及其丈夫对医生表示了感谢，表示在复查全肺薄层 CT 检查后再来找艾飞医生。

艾飞医生接诊记2

65岁的赵大爷已有40年的吸烟史，每天1~2包烟，可谓是烟不离手，身边常常烟雾缭绕。对于老伴儿和儿女的戒烟劝告是左耳朵进、右耳朵出，完全不在意。近两年，赵大爷出现了刺激性咳嗽，由于本身有吸烟嗜好，因此并不在意，认为和吸烟有关。不过近两周赵大爷又出现了痰中带血的情况，这时候赵大爷心里有了一丝担忧。最终在老伴儿和儿女的催促下，在当地医院进行了胸部CT检查，检查结果提示左肺上叶中心型占位性病变，左侧肺门及纵隔淋巴结肿大。为了更好地治疗，赵大爷的女儿又带着他找到了艾飞医生。

> 医生您好，我爸这种咳嗽和痰中带血的症状是不是肺癌的表现啊？

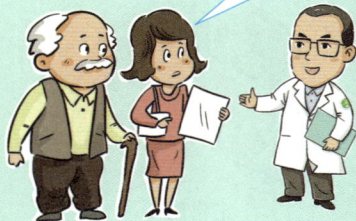

> 肺癌的临床表现与病灶的大小、位置以及是否侵及周围组织器官有关。早期肺癌特别是周围型肺癌往往无任何临床表现，但随着病灶的进展，可能出现的不同症状。

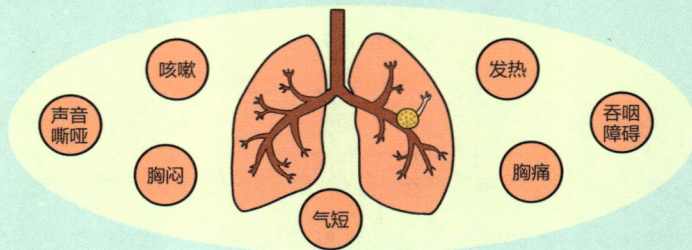

咳嗽　声音嘶哑　胸闷　气短　发热　吞咽障碍　胸痛

临床表现汇总图

小讲堂

肺癌临床表现的非特异性

肺癌的症状还是缺乏特异性，但是凡超过两周经治不愈的呼吸道症状尤其是血痰、干咳，或原有的呼吸道症状发生改变时，要高度警惕肺癌的可能性。特别是一些老年人，常常因不在意或者是为了省钱，而忽视某些症状，待症状进一步发展，甚至到晚期改变时才追悔莫及。切勿因小失大，如果发现某些症状长期存在、经治疗无明显好转时，建议早期到医院就诊，进行相关检查。

能否确定我爸得了肺癌？

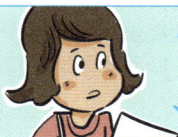

从临床诊断考虑，您父亲目前左肺上叶中心型肺癌的可能性较大，建议进一步完善胸部增强 CT 及支气管镜检查，而后根据结果决定下一步的治疗方案。

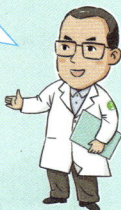

已经做过胸部 CT 检查了，为什么还要做增强 CT 和支气管镜检查？

不同的检查有不同的作用，不存在某一种检查能够替代所有检查。对于手术病例，除增强 CT 造影剂及海鲜过敏的患者外，一般建议进一步行增强 CT 检查，一方面，用于观察病变组织内的血流情况，与周围正常组织对比，可用于区分病变的性质等；另一方面，可以通过观察肺病灶、淋巴结与血管间的关系，进行手术规划。对于中心型病灶患者，常规建议行支气管镜检查，一方面，通过观察病灶的具体位置，测量其与隆突及二级隆突间距离，用于手术规划；另一方面，可行病灶活体组织检查（简称"活检"），明确病理诊断，也可为新辅助治疗方案的选择提供依据。在临床实践过程中，对于外周型实性病灶患者，虽然支气管镜无法直接窥及病灶，但仍建议做，以排除是否存在第二病灶。

小讲堂

不同的活检方式

对于中心型病灶	可选择支气管镜下活检。
对于周围型病灶	可选择经皮肺穿刺活检。
对于疑似远处转移者	可选择行远处转移灶的活检。
对于疑似恶性胸腔积液者	可选择胸腔积液病理学检查。
对于疑似纵隔淋巴结转移者	可选择纵隔镜检查。
对于疑似锁骨上淋巴结转移者	可选择浅表淋巴结针吸细胞学检查或病灶切除活检。
对于病灶邻近食管或食管旁有疑似淋巴结转移者	可选择超声内镜引导下消化道细针活检。
对于其他检查未能取得病理诊断且临床高度怀疑肺癌者	可选择胸腔镜下开胸活检。
对于病灶邻近支气管但病灶不位于管内、或疑似淋巴结转移者	可选择经支气管超声引导针吸活检。

●活检存在发生气胸、出血、栓塞、针道种植或感染的风险，特别是对于存在大出血风险的患者，要谨慎选择。

如果可以进行手术了，除了这些检查，还需要做其他检查吗？

我们会根据检查报告结果以及后续治疗方案，有针对性地选择一些检查，例如评估是否存在远处转移的检查，以及评估患者身体状态的检查等。

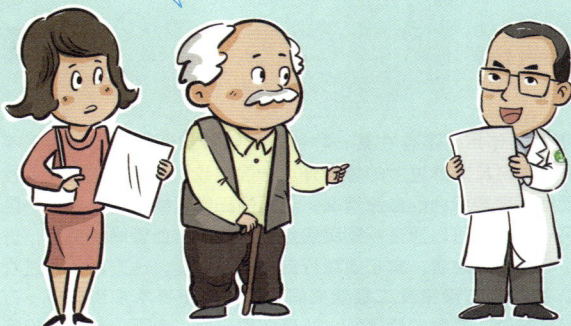

小讲堂

肺癌患者的其他检查内容

评估是否存在远处转移，也是肺癌相关检查的重要组成部分之一。其中 PET/CT 检查能够有效评估肺部原发病灶性质及探查有无远处转移病灶，不过其高昂的费用劝退了一部分患者，而且其在颅脑转移灶评估方面不如颅脑增强 MR 检查。即使因各种原因拒绝行 PET/CT 检查，也可选择骨 ECT 检查、腹部 CT 或彩超检查以及颅脑 CT 检查。同时也要明确，并非所有患者均需要行上述这些检查。例如对于磨玻璃成分为主的肺结节患者，发生远处转移的可能性极低，因此在妥善交代后，可减少部分检查，避免医疗资源的浪费。

另外，对于手术患者，还需要进行心肺功能、双侧颈动脉及双下肢深静脉彩超等检查，以评估患者是否对手术治疗耐受。手术是大事，应谨慎评估！避免非癌症死亡的发生。

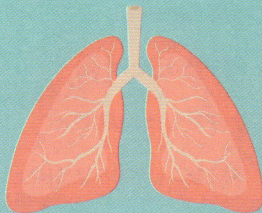

艾飞医生的回答解除了赵大爷及其女儿的疑惑，赵大爷女儿拿着检查单领着赵大爷走出了诊室，并表示等检查结果出来后再找艾飞医生进一步咨询。临走前，医生也叮嘱赵大爷回去后要戒烟、戒酒，为接下来的治疗做好准备。

第二节 肺癌的治疗

按照艾飞医生的建议，小梦女士经抗炎治疗后复查胸部 CT 检查，发现肺部病灶较前无明显变化，所以她再次找到医生，寻求手术治疗。医生拿到复查结果后并没有直接确定小梦女士的治疗方案，而是找来了肿瘤内科、影像科和胸部放疗科的医生组织了一次 MDT 会诊。会诊结果建议为小梦女士施行非气管插管保留自主呼吸的肺段切除手术。

什么是 MDT 会诊？是不是只有复杂的病例才需要呢？

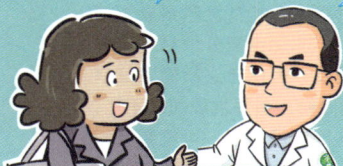

MDT 是现代医疗领域广为推崇的诊疗模式。不同于既往传统的会诊模式，在 MDT 会诊模式下，不同专业领域的专家齐聚一堂，共同参与，为患者提供更加个性化、更加全面的诊疗方案。而且诊疗理念也是实时更新的。同一病情，不同时期，手术方案也有所调整。过去，肺叶切除是早期肺癌的标准治疗方案。而随着 JCOG0802 等临床试验结论的得出，肺段切除也可作为标准治疗方案之一。

什么是非气管插管保留自主呼吸麻醉？这种麻醉的好处是什么？

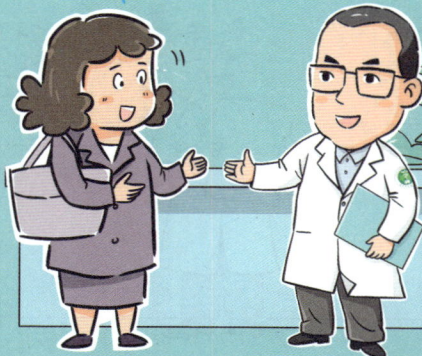

不同于传统的全身麻醉手术，这种麻醉方式能让患者术后的刺激性咳嗽明显减轻，恢复更快。

然而，在非气管插管保留自主呼吸的麻醉过程中，患者术侧肺仍保持正常的呼吸运动，这对于胸外科医生和麻醉师来说都是一个挑战。

为什么病灶最大径不到 1cm，却要切掉一大块肺组织？

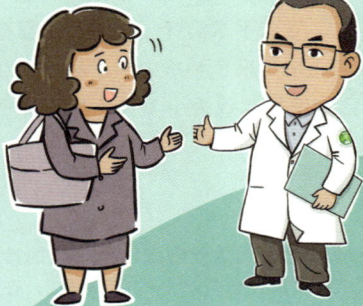

早期肺癌患者行亚肺叶切除术（包括肺段切除或楔形切除）时，为降低局部复发，需要确保肿瘤的完整切除及切缘阴性，而切缘距离是切缘阳性的独立危险因素。研究显示，当切缘距离大于 2cm 或肿瘤最大径时，切缘病理均为阴性。因此，现行的国内外指南均要求在行亚肺叶切除术时，要确保切缘距离大于 2cm 或肿瘤最大径。

我的病灶这么小，你们能够精准找到它吗？

在临床实践过程中，常常会遇到以下情况，由于肺结节较小、实性成分少且远离肺表面，术中无法触及，因此无法精确定位病灶位置，从而在切除肺组织后发现切缘不足，这时候再行补救就比较困难了，可能需要切除余肺。真到这一步时，既达不到手术的预期效果（在病灶完整切除的基础上，保留更多的肺功能），又会产生额外的费用。因此，遇到此类情况，需要辅以定位技术，如麻醉前 CT 定位法、麻醉后 CBCT 定位法、麻醉后磁导航定位法以及术中解剖定位法等。

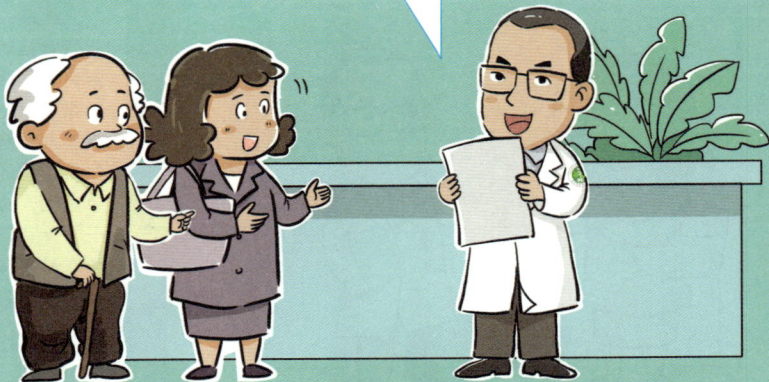

不同定位技术的优缺点

	优点	缺点
CT 定位法	1. 技术普及率较高，下级及某些基层单位亦可操作 2. 准备工作较少，定位速度较CBCT 及磁导航快	1. 局部麻醉有一定的疼痛感，并且气胸后需留置胸引管 2. 定位后需返回病房等待 3. 辐射剂量较 CBCT 高 4. 定位后如果手术暂停，需考虑如何处理定位标记 5. 需患者自主呼吸配合，有时不好掌控
CBCT 定位法	1. 手术室全身麻醉后定位减少疼痛及恐惧感 2. 定位后直接手术减少等待时间 3. 低剂量 CT 扫描，辐射较小 4. 费用较介入科 CT 定位及磁导航定位低	1. 设备较为先进，尚未普及 2. 定位效果与医生及麻醉经验关系密切 3. 对于某些特定位置结节或特殊患者，结节容易显示不清
磁导航定位法	1. 手术室全身麻醉后定位减少疼痛及恐惧感 2. 定位后直接手术减少等待时间 3. 经支气管定位，体表没有创口 4. 无辐射	1. 费用较高 2. 设备较为先进，普及率不高 3. 特定位置结节定位困难
解剖定位法	1. 术中直接定位，减少操作步骤 2. 不额外增加费用	深部结节定位不准确，导致切除范围大

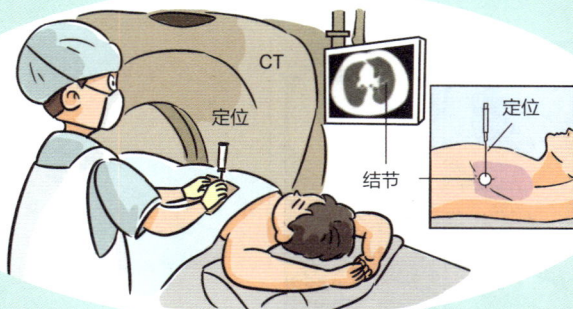

麻醉前"CT 定位法"

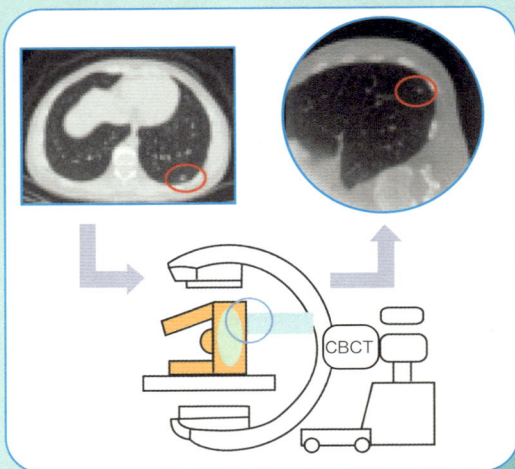

麻醉后 CBCT 定位法

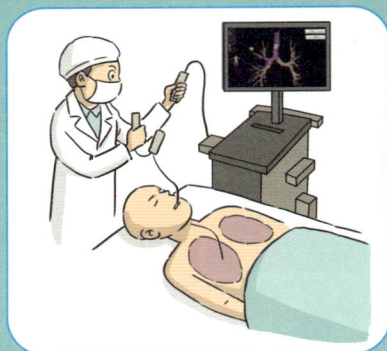

麻醉后磁导航定位法

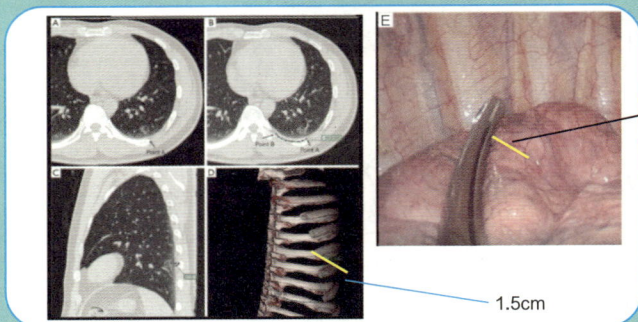

1.5cm

1.5cm

术中解剖定位法

第二天的手术非常顺利，医生依次切断背段动脉、静脉及支气管。而后，应用 ICG 荧光染色法确定段间平面，并切除右肺下叶背段。标本解剖后，可见病灶完整，病灶边缘距切缘 2cm 以上。最后，留置一根胸腔细引流管后，关胸，手术结束。小梦女士术后很快就苏醒并安排返回病房，且无咽部不适等不良反应。在手术过程中，艾飞医生对助手提出以下问题。

说一说如何确定肺段与肺段之间的平面？

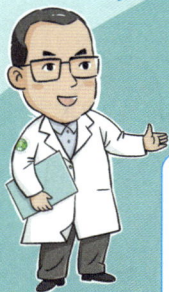

老师，您是经验丰富的老主任，您通过术前胸部 CT 检查就能够找到病灶所在肺段或亚段及其所属血管、支气管，但我们年资尚浅，需要通过三维重建特别是在人工智能平台辅助下的三维重建，才能有效快速规划出肺结节的肺段、亚段归属情况，识别出血管及支气管变异情况，判断出切缘情况等。

在手术实施阶段，如何确定段间平面是重要步骤之一，也是收官步骤。我们今天应用的是 ICG 荧光染色法（分为正染法与反染法），其他常用方法还包括膨胀萎陷法、流域法等。另外，段间、亚段间静脉的寻找及识别也是确认段间平面的重要标识。老师，我回答得对吗？

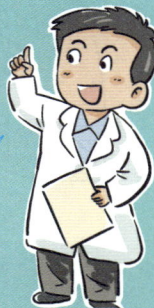

小伙子回答得非常不错！知识很扎实！

哈哈，谢谢艾飞老师的夸奖！

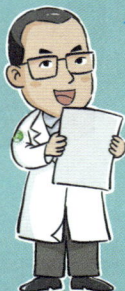

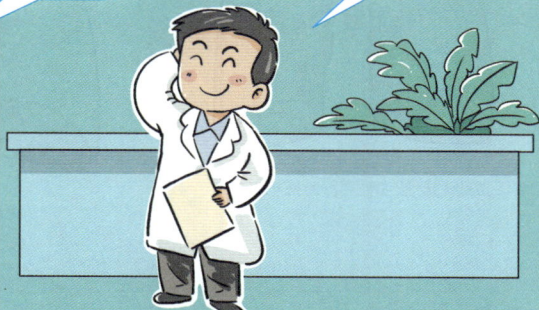

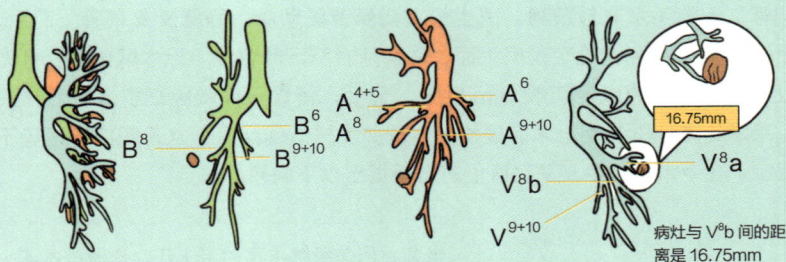

B^8 B^6 B^{9+10} A^{4+5} A^8 A^6 A^{9+10} V^8b V^9+10 V^8a

16.75mm

病灶与 V^8b 间的距离是 16.75mm

三维重建

根据患者肺部 CT，判断目标结节所在的肺段，并显示目标肺段的动静脉及支气管的走行。

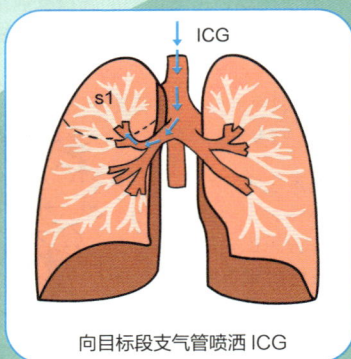

向目标段支气管喷洒 ICG

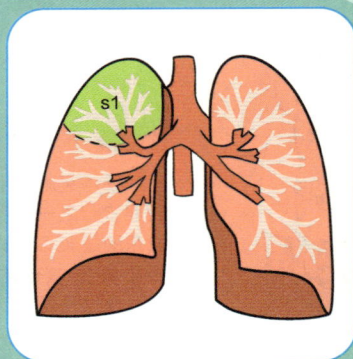

正染法

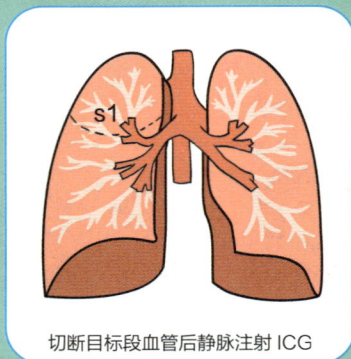

切断目标段血管后静脉注射 ICG

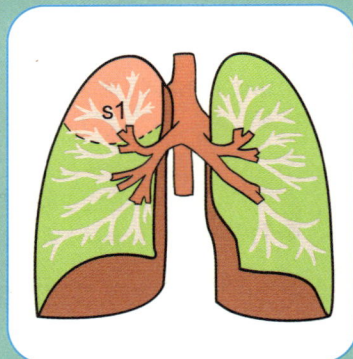

反染法

ICG 荧光染色法：正染法（术中向目标肺段的支气管内喷洒显影剂，使目标肺段在荧光镜下显色）、反染法（在切断目标肺段血管后，将显影剂注入外周血管，使目标肺段在荧光镜下不显色，而周围肺组织显色）。

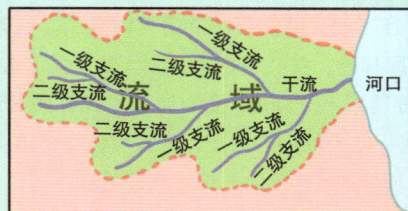

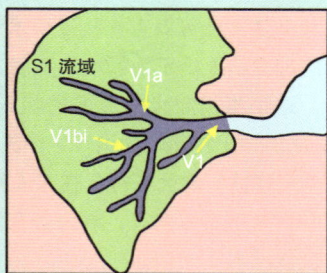

流域法

根据术前三维重建结果，判断目标结节所处动脉或静脉分支的支配范围，从而更加精准地实施肺部切除手术。

术后，小梦女士恢复得很快，只用了 3 天就顺利拔除胸腔引流管，准备出院，但她发现自己所使用的留置胸腔引流管比较细，不免有些担心。

这样会不会导致引流不充分。

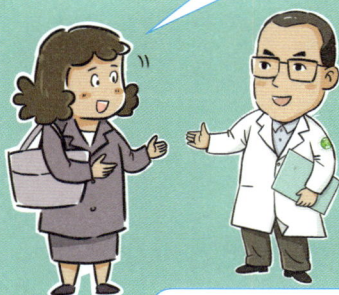

一般肺癌手术后，肺、纵隔及胸壁手术创面的渗出可能造成胸腔内积液积气，留置的胸腔引流管可起到排出多余气体和液体的作用，使肺组织得以复张而恢复正常的功能。在既往行传统大刀口开胸手术时，常常留置 1~2 根管径较粗、质地较硬的硅胶引流管。而目前对于肺癌手术而言，微创手术已占到极大比例，在部分胸外科中心可达到 95% 以上。

微创手术的小刀口及关胸前的肋间神经阻滞术已在最大程度上缓解因刀口带来的疼痛感，医生和患者群体开始关注因留置胸腔引流管而引起的疼痛。管径粗的引流管已经越来越不匹配现有的微创手术，相比于传统粗引流管，留置细引流管可减轻肺叶切除术患者术后疼痛。甚至对于一些小而快的肺部手术，可以选择不留置胸腔引流管。

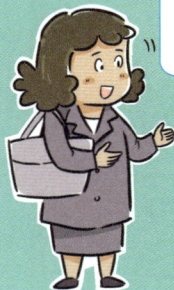

原来如此，感谢医生，这下我可以放心地出院回家啦！

与小梦女士可以直接接受手术治疗不同，赵大爷的病情相对复杂。气管镜活检的病理结果提示为鳞状细胞癌，同样地，艾飞医生也为赵大爷安排了 MDT 会诊，建议根据赵大爷目前的临床分期以及 PD-L1 检测结果（TPS 为 85%、CPS 为 87%）行新辅助治疗，即先进行几个周期的治疗，经过评估之后再进行手术。经评估，赵大爷符合临床试验入排标准，成功入选临床试验。

听到先不做手术了，赵大爷有些接受不了，怀疑自己是不是已经失去了治疗的机会。

> 什么是新辅助治疗？对病情有什么好处？

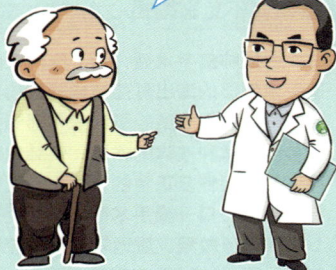

> 新辅助治疗是一种在手术前进行的抗肿瘤治疗，旨在降低肿瘤分期，减少术后复发及远处转移的风险。这种治疗模式涵盖了多种方法，包括化疗、放疗、靶向治疗和免疫治疗等。研究显示，新辅助治疗还能使不可手术的患者获得手术的机会，从而有机会完全切除肿瘤并延长生存期。

小讲堂

新辅助治疗的优势

缩小肿瘤体积	新辅助治疗可以使肿瘤缩小，降低肿瘤分期，使原本难以手术切除的肿瘤变得可以切除，从而提高手术的成功率。
提高手术切除率	通过新辅助治疗，可以使肿瘤与周围组织的界限更加清晰，有利于手术进行，提高手术切除的精确性和完整性。
消灭或预防微转移	新辅助治疗可以杀灭患者机体中的循环肿瘤细胞及微转移病灶，降低病情的复发率。
保留正常肺组织	在缩小肿瘤的同时，尽可能地保留正常肺组织，从而改善患者术后的生活质量。
提高化疗耐受性	术前进行新辅助治疗，可以使患者更好地耐受化疗药物，减少化疗带来的不良反应。
提供活体药敏检测效果	新辅助治疗期间，保持肿瘤血供完整，化疗药物可以更有效地到达病灶，从而提供活体药敏检测的效果，为后续的化疗方案制订提供依据。

参加临床试验是不是就意味着成为"小白鼠"？

对于临床试验，一部分人存在着抗拒心理，认为其存在很多不确定因素，参加临床试验就是充当"小白鼠"。这样的观点是不正确的。在开展临床试验之前，不仅需要进行数轮的动物实验、个案试验、小范围人群试验，而且还需要经过伦理委员会（内含一定比例的非医学专业人员，其代表患者的利益）的审批和通过。

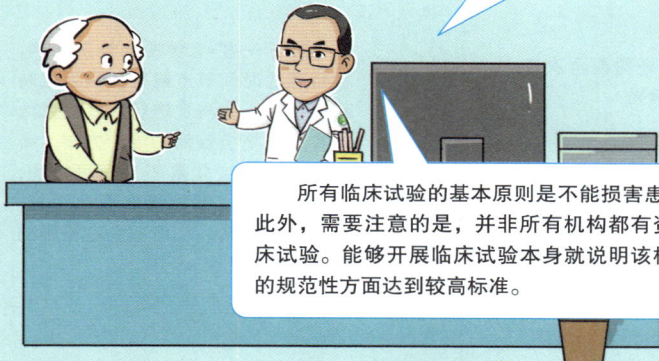

所有临床试验的基本原则是不能损害患者的利益。此外，需要注意的是，并非所有机构都有资格开展临床试验。能够开展临床试验本身就说明该机构在治疗的规范性方面达到较高标准。

小讲堂

临床试验的优势

提前从新药中获益	参与临床试验的药物一般是最新研发出来或已在国外得到证实但尚未进入国内市场，患者可能提前获益。另外，想要参与临床试验，本身也是因为现有的药物治疗或治疗方案效果不佳。
减少经济支出	绝大多数临床试验会免费提供药物和相关检查项目。
获得一定的经济补助	参与一些临床试验，可从中获得交通或营养补贴等，甚至有些试验会给参与者购买保险。
获得更加全面的照护	参与试验期间，会有专人定期与受试者联系，提醒其进行随访、检查，实时关注其病情变化，并及时与其主治医生联系。
全面了解疾病	能够开展临床试验的机构和专家，都在该领域拥有权威地位。患者能够充分了解到国际上对于该病的最新治疗进展。

　　听完艾飞医生详细耐心的解释，打消了赵大爷心中的疑虑，积极配合临床试验用药。在医生及临床试验项目组的悉心照顾下，赵大爷出现的治疗相关不良反应也很快得到了解决。经过 3 个周期新辅助治疗，赵大爷复查了胸部 CT，发现肺部病灶及之前提示肿大的肺门纵隔淋巴结均较前明显缩小。医生再次组织 MDT 会诊，会诊结合现有及既往的影像学资料，按照 RECIST 1.1 标准，目前病灶缓解程度达到 PR，若无明确手术禁忌证，可考虑行手术治疗；若拒绝手术治疗，则可考虑放疗或化疗等保守治疗方法。

> 为什么还需要再次进行 MDT 会诊呢？

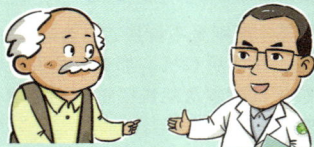

> 　　对于一些疑难或者复杂病例，在特殊的时间节点或在疾病发生特殊变化时，会再次进行 MDT 会诊，这有助于把控疾病的治疗方向。有时候疾病的变化是不完全可控的，定期做检查，评估疾病变化情况，调整治疗方案，从而避免在错误的道路上越走越远。

小讲堂

关于 RECIST 1.1 标准以及疗效评价

　　"RECIST"是实体肿瘤疗效评价标准的英文简写，其英文全称为 response evaluation criteria in solid tumours，是评估抗肿瘤治疗效果的主要指标之一。RECIST 1.1 版本对靶病灶的评价标准如下。

完全缓解（CR）	所有靶病灶完全消失，全部病理淋巴结（无论是靶淋巴结还是非靶淋巴结）短径缩小至 10mm 以内。
部分缓解（PR）	靶病灶的直径总和比基线水平减少 30% 及以上。
疾病进展（PD）	在整个治疗过程中，所有测量的靶病灶的直径总和的最小值为参考（包括基线水平，如果它是最小值的话），直径总和相对增加 20% 及以上。除此之外，直径总和的绝对值增加 5mm 及以上。需要注意的是，如果出现一个或多个新病灶也视为疾病进展。
疾病稳定（SD）	介于 PR 和 PD 之间。不过 RECIST 1.1 是基于影像学检查进行疗效评估，可能存在一定假阴性和假阳性结果。而对于手术标本进行病理学评估，能更准确地反映疗效。

靶病灶 → 新辅助治疗 →

CR：靶病灶完全消失
PR：最大径之和减少超过 30%
PD：最大径之和增加超过 20%
SD：介于 PR 与 PD 之间

RECIST 1.1 标准示意图

赵大爷及其家属在了解病情及 MDT 会诊意见后，选择了手术治疗方案。随后为赵大爷行机器人辅助下的肺癌根治术，由于病灶靠近左肺上叶支气管开口，因此行左肺上叶袖式切除，术中冰冻病理结果显示支气管切缘为阴性。术后病理结果为左肺上叶纤维组织增生伴炎症细胞浸润，局部可见坏死组织，符合治疗后病例改变；淋巴结未见转移，部分淋巴结符合治疗后改变。病理分期为 ypT0N0M0，0 期，pCR。因为术前艾飞医生已详细解释了 pCR 的含义，赵大爷及家属对治疗效果非常满意。按照临床试验方案，赵大爷术后继续接受术后辅助治疗。经过长期随访观察，赵大爷目前未出现疾病复发或转移的征象。

小讲堂

手术标本的病理学评估

对所有带瘤床的切片采用半定量评估方法综合评估瘤床内的主要成分百分比，目前推荐评估三种主要成分，包括残存活肿瘤细胞、坏死和间质（间质主要为纤维组织和炎性病变），三种成分之和为百分之百。
主要病理缓解（MPR）是指新辅助治疗后肿瘤瘤床内的残存活肿瘤细胞的百分比 ≤ 10%，无论淋巴结内有无活肿瘤细胞残存。
病理完全缓解（pCR）是指新辅助治疗后瘤床内和淋巴结内均无残存活肿瘤细胞。

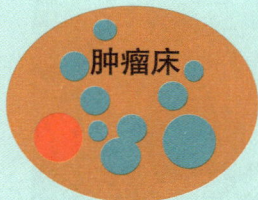

肿瘤床 →

活肿瘤细胞 X%

坏死 Y%

间质 Z%

肿瘤床 =X%+Y%+Z%=100%
PCR：X%=0
MPR：X% ≤ 10%

新辅助治疗后病理学示意图

　　故事讲到这里应该结束了，其实，赵大爷治疗效果的取得不单依靠用药，也依赖医生团队精湛的手术技术。赵大爷接受的机器人辅助下的肺袖式切除术，实际上是一个技术较新、难度较大，且对术者技术要求较高的手术术式。

小讲堂

机器人手术的优势

视觉优势	可以放大视野 10~20 倍，以及 3D 成像，可以让医生看到的画面更加清晰。
更加灵巧	机械手臂特别灵活，可 360° 旋转，是人手活动范围的 3 倍，解决了胸腔镜器械的功能死角。
稳定性更好	手术机器人系统具有稳定器，能自动滤除人手抖动功能，避免人为意外，使手术更安全、更彻底，突破了人手的局限性。
创伤更小	相比于传统手术，机器人操作的手术可以实现精准微创，创伤小、开口小、术中出血更少，术后感染和并发症可以显著降低。

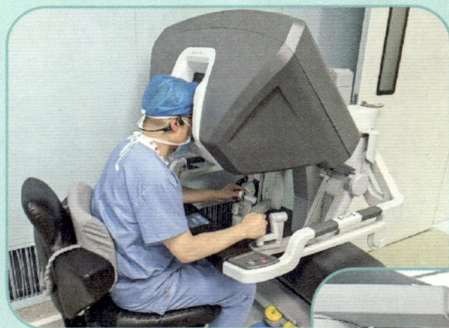

机器人手术

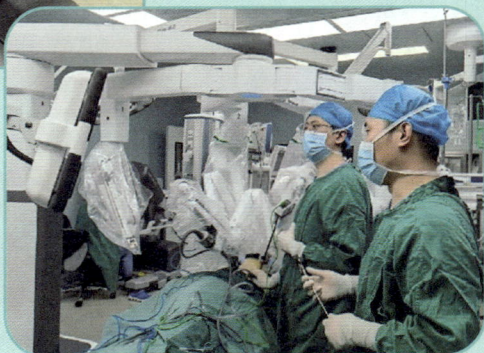

袖式切除术

　　袖式切除术是一种将病变侵犯的气道或血管做袖套式切除，吻合残端，重建气道或血管的手术方式，可最大限度地保留同侧未受累的肺组织，最大限度地保留术后肺功能及生活质量。不过袖式切除术难度较大，对主刀医生及整个手术团队的要求较高。手术过程中应遵循两个原则（由易到难原则、平衡彻底切除与器官及血运保护原则），将手术步骤分为三个主要处理模块（淋巴结处理模块、支气管处理模块和血管处理模块），这样做就能安全、流畅地完成整个手术过程。

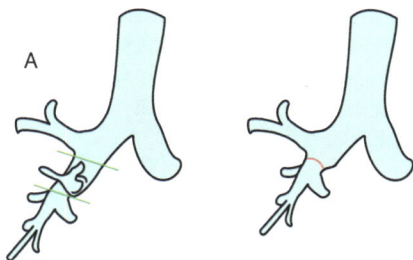

A

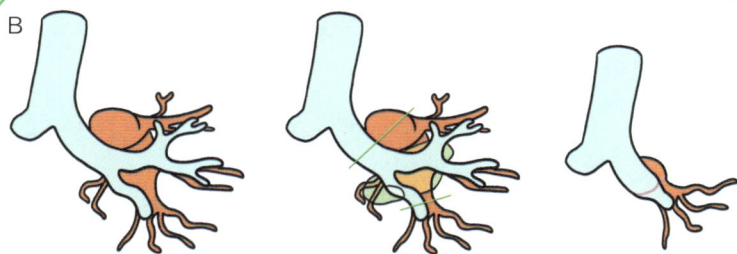

B

袖式切除术：单袖（A）及双袖（B）

　　实际上，赵大爷所处的疾病阶段也是所有胸外科医生最为关注的阶段——局部晚期阶段。对于很多患者来说，手术不是唯一的选择，而是最优选择。而且整个治疗过程中，不单单只是手术，而是以手术治疗为核心的综合治疗模式。若患者实在无法承担手术带来的风险或自身条件不支持手术治疗，也可选择其他治疗方式，例如药物治疗、放疗、消融治疗以及中医治疗等。条条大道通罗马，只是选择的道路不同而已。

第三节 肺癌的康复及随访

小梦女士和赵大爷手术过程顺利，返回病房后，护士对患者及家属进行术后康复宣传教育，告知他们术后的注意事项。

术后康复宣传教育的内容

饮食	患者返回病区后 2~4 小时，可根据其神志及吞咽功能恢复情况，适当口服温开水，也可口服糖水（糖尿病患者慎食）。饮食原则是以清淡少油、细软、容易消化吸收为主。尽量不进食高脂食物、鸡蛋蛋黄。少食多餐、少烫多温、少硬多软、少盐多淡、少陈多鲜、少炸多炖，忌烟酒、忌暴食、忌狼吞虎咽。三餐之间加新鲜蔬果，糖尿病患者根据情况可食黄瓜等无糖、低糖果蔬。
离床活动	术后早期离床活动是快速康复护理的重要组成部分，可以增加患者肺活量，减少肺部并发症的发生，促进肠道蠕动和消化功能恢复，促进血液循环，预防下肢静脉血栓，并可以改善睡眠质量，促进患者术后的快速康复。术后护士会适时对患者进行离床活动的风险评估，在保证患者安全的前提下，指导患者早期离床活动。

第一次下床活动一定要在家属陪同下进行，保证患者安全。

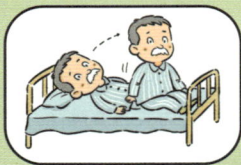

第一个 30 秒（躺）：不要快速起床坐起，躺 30 秒后再缓慢坐起。

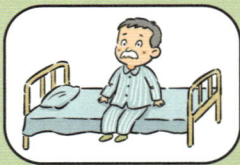

第二个 30 秒（坐）：下床时，可双腿下垂，在床上坐 30 秒再下床。

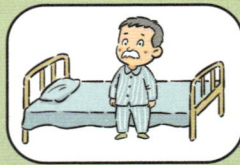

第三个 30 秒（站）：下床后应靠床站 30 秒再开始活动。

术后离床活动

上肢功能锻炼部分

患者术后由于感觉身体虚弱、伤口疼痛、担心影响切口愈合等因素，出现患侧上肢不同程度的运动受限，功能锻炼能够帮助患侧上肢运动功能的恢复，有效减少术后肌肉萎缩、废用综合征等并发症的发生，也可以有效帮助患者促进肺膨胀，尽早恢复肺功能；也在一定程度上减少了血栓的发生，有助于加快患者的康复，更早、更好地回归社会。动作流程如下。

1. 进行规律的松拳、握拳活动，10 次。

2. 手臂前伸至与肩平齐，再上举至耳旁，患侧手臂绕过头顶后尽量摸到对侧耳朵。建议每组循环 5~10 次，每日 2 组。

3. 手臂外展至与肩平齐，再侧举至耳旁，患侧手臂绕过头顶后尽量摸到对侧耳朵。建议每组循环 5~10 次，每日 2 组。

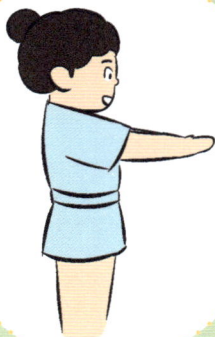

第一步：前伸

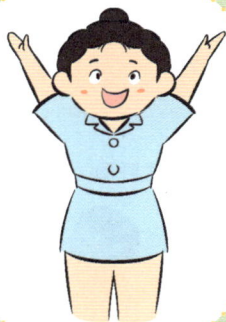

第二步：上举

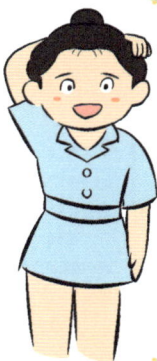

第三步：摸对侧耳朵

上肢功能锻炼

呼吸肌训练

肺部术后需通过训练呼吸肌的肌力和耐力，减少呼吸肌的耗氧量，提高呼吸肌的效率，促进受损的呼吸功能恢复，提高患者的活动能力和生活质量。主要锻炼方法为缩唇腹式呼吸，也可应用呼吸功能训练器进行呼吸功能锻炼。

缩唇呼吸

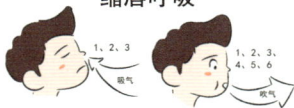

第一步：从鼻孔吸入空气，嘴唇闭紧。
第二步：噘起嘴唇，慢慢呼气，如同吹空哨。

方法：取仰卧位、坐位或站立位，闭嘴经鼻吸气 2~3 秒，再缩唇如吹口哨样口型，缓慢呼气 4~6 秒。

要领：呼吸频率 8~12 次 / 分，鼻深吸嘴慢呼；吸气与呼气时间比为 1:2 或 1:3；吸气时腹部尽量突出，呼气时腹壁内收，缩唇大小自行决定。每天训练 2 次，每次 10~20 分钟，每分钟呼吸 7~8 次。

注意：以不感到费力或不出现胸闷、心悸等不适为度，逐渐增加次数和时间。

腹式呼吸

腹部鼓起来　　腹部凹进去

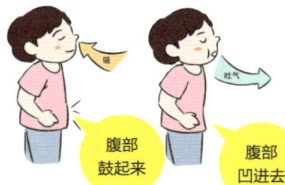

方法：取仰卧位、坐位或者站立位，将手置于腹肌上，体会腹部运动，先鼻吸气 3~5 秒，胸部原位不动，腹部隆起，手上升，屏息 1 秒再用嘴深呼气，腹部收缩，手下降。

要领：思想集中，全身放松；先吸后呼，吸鼓呼瘪，吸时经鼻，呼时经口；细呼深吸，不可用力。每天训练 2 次，每次 10~20 分钟，每分钟呼吸 7~8 次。

注意：避免上胸活动；节律缓慢生长；避免用力或过长呼吸，以免发生喘息、憋气或气管痉挛。

吸气与呼气时间之比为 1:2 或 1:3

用鼻深吸气　　用口慢呼气（呈口哨样）
用鼻吸气，腹部鼓起　　用口呼吸，腹部内收

方法：取仰卧位、坐位或者站立位，先鼻吸气 3 秒，胸部原位不动，腹部隆起，屏息 1 秒，再缩唇如吹口哨样口型，缓慢呼气 4~6 秒，同时腹部收缩。

要领：呼吸频率 8~12 次 / 分，鼻深吸嘴慢呼；吸气与呼气时间比为 1:2 或 1:3；吸气时腹部尽量突出，呼气时腹壁内收，呼气时缩唇程度自行决定。

注意：以不感到费力或不出现胸闷、心悸等不适为度，逐渐增加次数和时间。

缩唇腹式呼吸

胸腔内是膨胀起来的肺部，患者手术时需要气管插管、全身麻醉，手术过程中为了获取手术操作空间，需要单肺通气，即把膨胀的肺部压瘪进而进行手术，术后需要患者通过咳嗽来促进肺膨胀。术后有效地咳嗽并排出痰液，有助于身体恢复，具体如下。

1. 排除呼吸道内的分泌物，保持呼吸道通畅，避免术后引起肺部感染。

2. 促进肺复张，快速恢复肺功能，让患者呼吸顺畅如初。

3. 快速排除胸腔内积气、积液，早日拔出胸腔引流管，让患者的疼痛明显减轻。具体步骤：①吸，患者呈坐位，深吸一大口气，然后短暂地屏气（2秒左右）使气体在肺内得到最大的分布；②憋，关闭声门，进一步增强气道中的压力；③出，当肺泡内压明显增加时，突然将声门打开，这样高速的气流会使气道分泌物移动并逐渐排出。在咳嗽过程中，如感觉伤口疼痛，可以让患者用双手按压伤口（双手交叉环抱）。

咳嗽、咳痰

静脉血栓栓塞（VTE）是指血液在静脉内不正常地凝结，使血管完全或不完全阻塞，属静脉回流障碍性疾病；可发生于全身各部位，多见于下肢深静脉。肿瘤患者是 VTE 的高发人群，尤其对接受手术的肿瘤患者来说，预防 VTE 的发生至关重要。常用预防方法如下。

1. 应用低分子肝素。
2. 早期离床活动。
3. 进行踝泵运动。
4. 穿梯度弹力袜。
5. 应用间断充气加压装置。

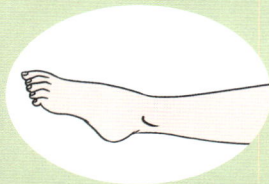

预防下肢静脉血栓

跖屈，让脚尖向下，保持时间尽量长（5~10秒）

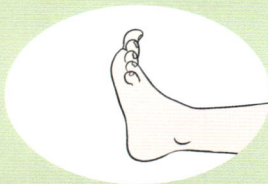

背伸，尽量大角度向上勾起脚尖，保持时间尽量长

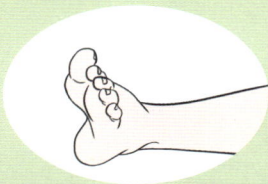

内翻/外翻，双脚同时向内或向外做环绕运动

踝泵运动

术后恶心呕吐是全身麻醉术后常见的并发症之一，指手术后 24~48 小时内发生的恶心呕吐。在临床上被形容为"小问题，大麻烦"，在增加患者痛苦的同时还可能引起水、电解质与酸碱平衡紊乱，以及误吸、吸入性肺炎等问题。常用预防方法如下。

1. 芳香疗法　在清醒、保证安全的前提下，患者术后口含柠檬片，以起到生津止渴、止呕止吐的作用。

2. 假饲疗法　在清醒、保证安全的前提下，尽早咀嚼口香糖（糖尿病患者慎用）。

3. 中医指压法　其效果是点小而集中，作用层次深，刺激作用明显，有针刺、按摩的双重作用。具体情况可寻求医护人员协助与指导。

4. 药物预防　对于既往有眩晕症、晕车以及晕船的患者，可以自备止吐药，术后患者可饮水时，询问医生，遵医嘱服用。

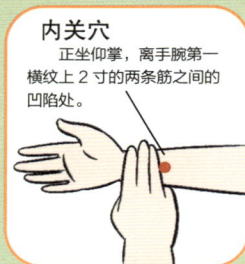

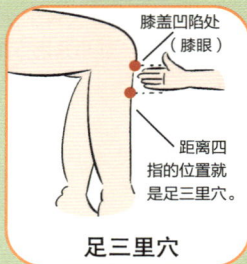

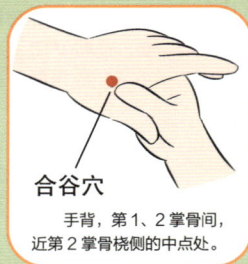

内关穴
正坐仰掌，离手腕第一横纹上 2 寸的两条筋之间的凹陷处。

膝盖凹陷处（膝眼）

距离四指的位置就是足三里穴。

足三里穴

合谷穴
手背，第 1、2 掌骨间，近第 2 掌骨桡侧的中点处。

中医指压法

在医护人员和家属的帮助以及自身的努力下，两位患者在术后短期内顺利康复。

> 我在医院期间已经进行了很好的康复训练，回家后是不是可以休息为主，减少活动量？

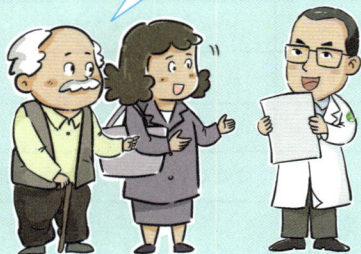

> 为山九仞，功亏一篑。术后康复训练是一个漫长的过程，贵在坚持。短期内的康复训练可使患者从手术的状态中恢复过来，但是半途而废，可能会影响术后长期的恢复。特别是对肺功能的恢复，肺组织是不可再生的，因肺组织切除而损失的那部分肺功能，需要通过肺功能锻炼、强大剩余肺组织的功能，从而代偿损失的那部分肺功能。因此，术后需要长期进行康复训练。

> 手术都做完了，病灶都根治了，我还需要回来复查吗？

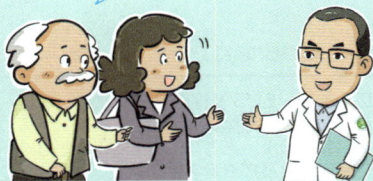

> 即使是在接受了根治性手术后，肺癌也具备复发和转移的潜在可能性。根据病理类型、分期及是否有新发症状，随访时间和检查项目有所不同，具体随访方案详见以下内容。

不同情况肺癌术后随访建议

分类	随访频率	复查方案
原位癌	每年一次全身健康查体	胸部 CT
I 期	前 2 年，每 3 个月随访 1 次	方案 A + 方案 B
	第 3~5 年，每 6 个月随访 1 次	方案 A + 方案 B
	第 5 年以后，每年随访 1 次	方案 A
II 期至可手术 IIIA 期及部分 IIIB 期	前 3 年，每 3 个月随访 1 次	方案 A + 方案 B
	第 4~5 年，每 6 个月随访 1 次	方案 A + 方案 B
	5 年以后，每年随访 1 次	方案 A + 方案 B
新发症状	即时随访	按需挑选方案 A+ 方案 B+ 方案 C

肺癌术后随访方案

方案	随访项目
方案 A（局部项目）	1. 询问病史及不适症状 2. 体格检查 3. 肺癌肿瘤标志物检测：CEA、NSE、CYFRA21-1、SCC、ProGRP，可选 CA125 4. 影像检查：胸部 CT（必要时增强扫描）
方案 B（全身项目）	1. 肝胆脾、肾上腺超声或腹部 CT 2. 颅脑增强 MRI 或 CT 3. 全身骨扫描（有症状时） 4. 全身 PET/CT（不推荐作为常规随访项目）
方案 C（特殊项目）	1. 纤维支气管镜检查（包括 EBUS、EUS 及穿刺检查） 2. 锁骨上淋巴结超声（包括浅表淋巴结活检及穿刺） 3. 经皮穿刺活检（包括浅表肿物活检） 4. 细胞学检查（包括体腔积液细胞学及痰细胞学检查） 5. CTC 及 ctDNA 检测 6. 胸腔镜及纵隔镜检查

引导图——肺癌的诊断

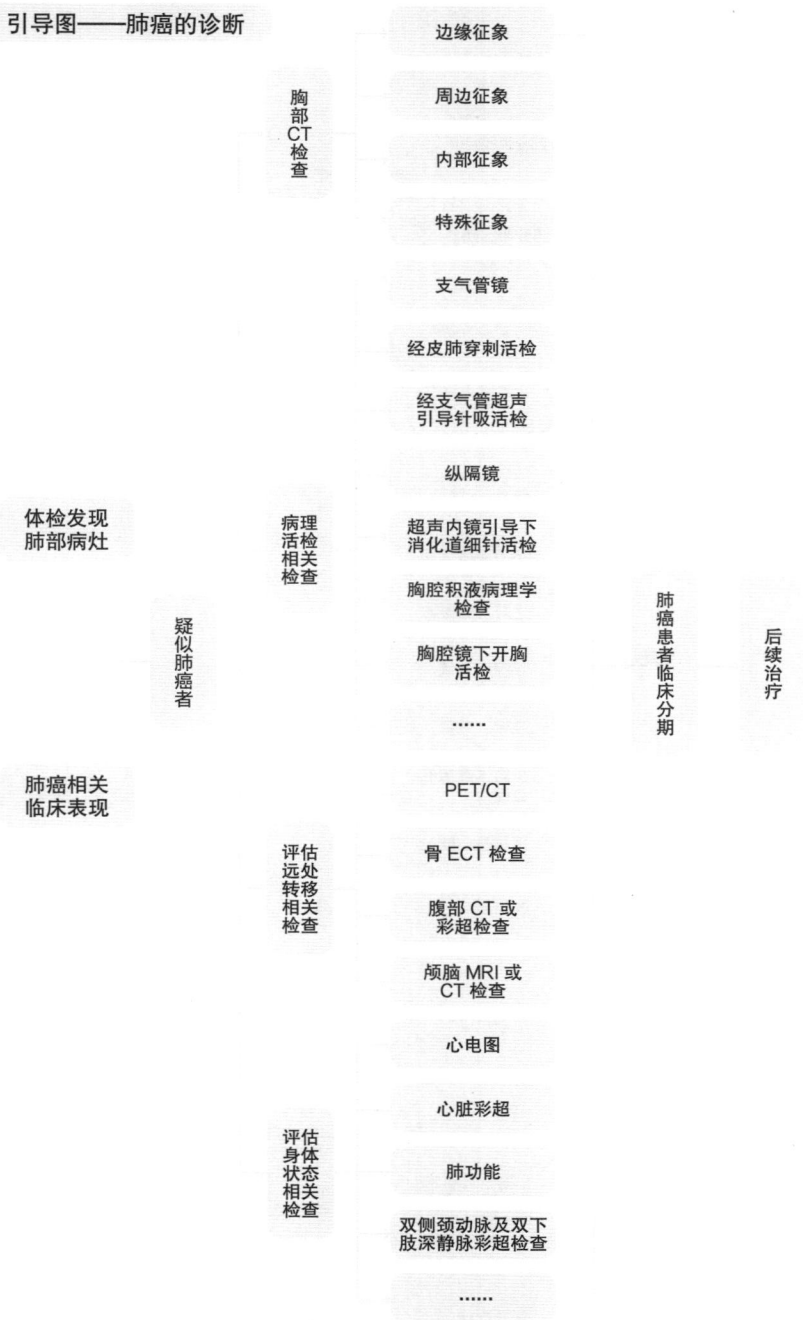

边缘征象

周边征象

内部征象

特殊征象

胸部CT检查

支气管镜

经皮肺穿刺活检

经支气管超声引导针吸活检

纵隔镜

体检发现肺部病灶

病理活检相关检查

超声内镜引导下消化道细针活检

胸腔积液病理学检查

胸腔镜下开胸活检

......

疑似肺癌者

肺癌患者临床分期

后续治疗

肺癌相关临床表现

PET/CT

骨 ECT 检查

评估远处转移相关检查

腹部 CT 或彩超检查

颅脑 MRI 或 CT 检查

心电图

心脏彩超

评估身体状态相关检查

肺功能

双侧颈动脉及双下肢深静脉彩超检查

......

引导图——肺癌的治疗

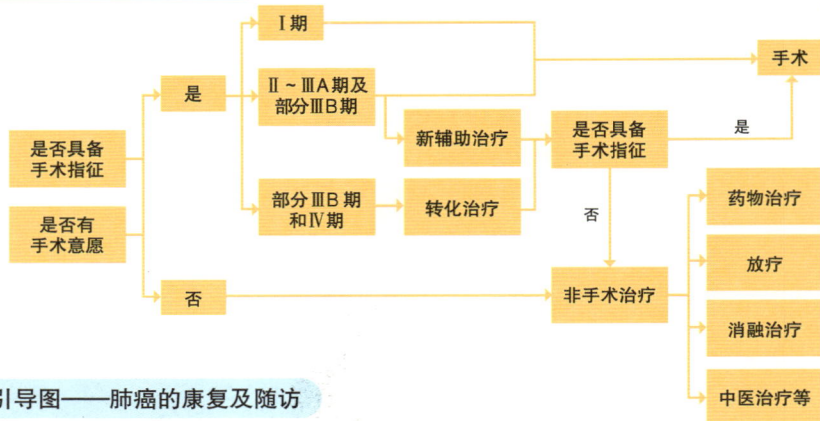

是否具备手术指征 / 是否有手术意愿

- 是
  - I期 → 手术
  - II～IIIA期及部分IIIB期 → 新辅助治疗 → 是否具备手术指征
    - 是 → 手术
    - 否 → 非手术治疗
  - 部分IIIB期和IV期 → 转化治疗 → 是否具备手术指征
- 否 → 非手术治疗
  - 药物治疗
  - 放疗
  - 消融治疗
  - 中医治疗等

引导图——肺癌的康复及随访

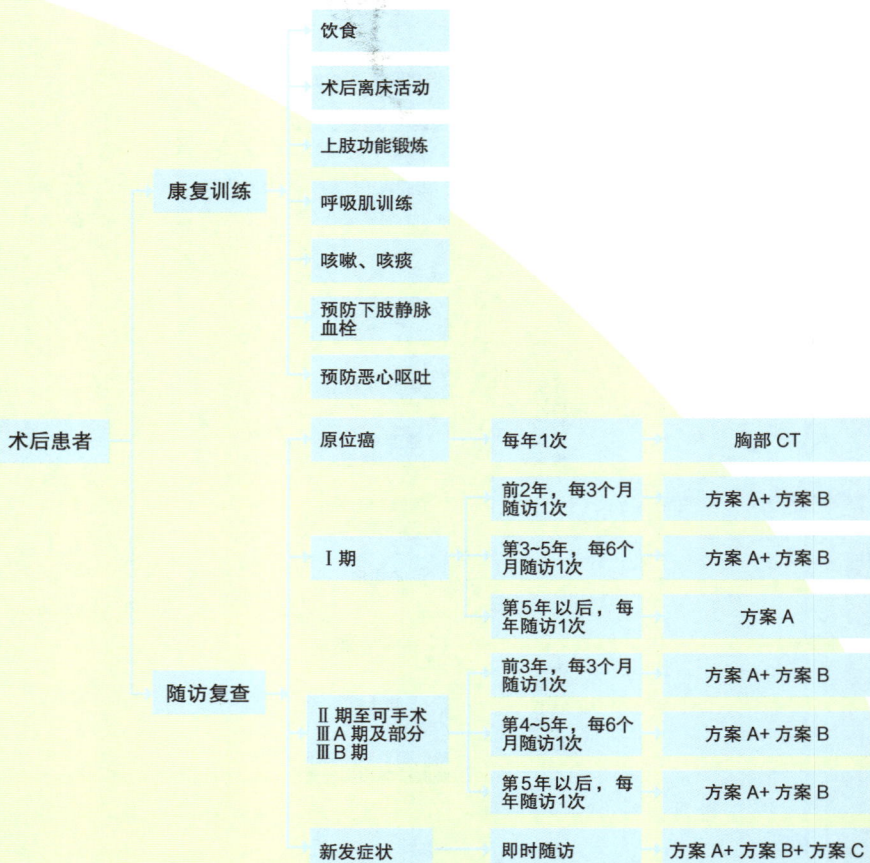

术后患者

- 康复训练
  - 饮食
  - 术后离床活动
  - 上肢功能锻炼
  - 呼吸肌训练
  - 咳嗽、咳痰
  - 预防下肢静脉血栓
  - 预防恶心呕吐
- 随访复查

分期	随访时间	方案
原位癌	每年1次	胸部CT
I期	前2年，每3个月随访1次	方案A+方案B
	第3~5年，每6个月随访1次	方案A+方案B
	第5年以后，每年随访1次	方案A
II期至可手术IIIA期及部分IIIB期	前3年，每3个月随访1次	方案A+方案B
	第4~5年，每6个月随访1次	方案A+方案B
	第5年以后，每年随访1次	方案A+方案B
新发症状	即时随访	方案A+方案B+方案C

审稿专家

刘宏旭 教授

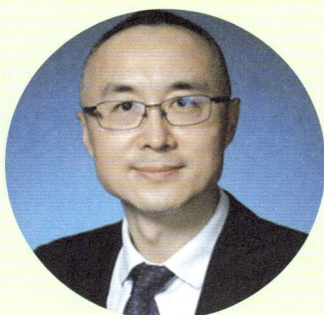

辽宁省肿瘤医院党委书记

辽宁省癌症中心主任

辽宁省肿瘤防治办公室主任

辽宁省肿瘤规范化诊疗质量控制中心主任

医学博士、教授、主任医师、博士研究生导师、博士后合作导师

辽宁省学术头雁、辽宁省科协首席科普专家首届辽宁青年名医、辽宁省"兴辽英才计划"百千万工程领军人才、国际肺癌协会的发展中国家奖

- 中国抗癌协会　常务理事
- 中国抗癌协会非小细胞肺癌专委会　副主任委员
- 中国抗癌协会肺部肿瘤整合康复专委会　副主任委员
- 辽宁省医学会胸外科学分会　主任委员
- 国际肺癌研究协会分期与预后委员会　委员

临床方面，从事胸外科工作三十年，打造出技术先进、特色鲜明的胸部肿瘤规范化、多学科诊疗团队，带领科室成为国家临床重点专科、国家卫健委及国家癌症中心认定的省级质控中心。能够出色完成胸外科常规及疑难手术。在省内率先实现胸外科相关疾病微创手术全覆盖，微创率达95%以上，并在省内积极推广。在省内率先开展各类新技术、不断填补空白。在全省范围内进行规范化诊疗质控巡讲及科普宣传肿瘤防治知识。

　　科研方面，近年来，承担科研项目十余项；主持和参与国际国内临床试验数十项；参与多部专家共识的制定；以第一作者或通讯作者发表高水平 SCI 文章近 30 篇。

第二章
乳　腺　癌

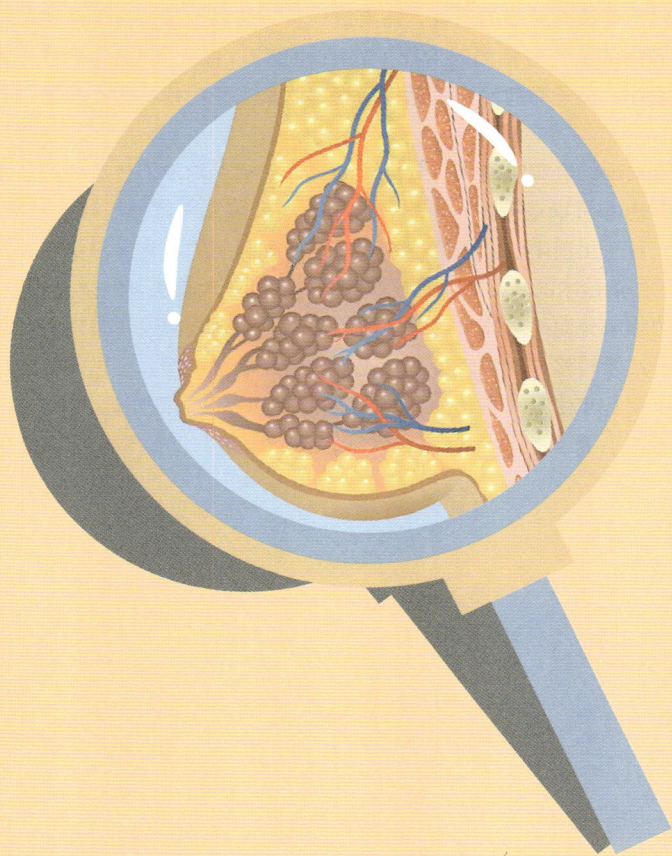

乳 腺 癌

　　根据最新癌症登记数据显示，我国乳腺癌的发病率为 33.04/10 万，死亡率为 6.10/10 万，分别位居癌症发病率第二位和死亡率第五位。乳腺癌在发病初期可能没有任何症状和体征，因此不易被发现。但通过筛查可以实现早发现、早诊断、早治疗，从而有效降低乳腺癌的死亡率。

　　乳腺 X 线和超声检查是乳腺癌筛查的常用技术，而磁共振检查则适用于乳腺癌高危人群的筛查。对于筛查中发现的可疑病变，须前往医院进行进一步诊断和治疗。常用的诊断方法包括影像学检查和组织病理学检查，以明确是否患有乳腺癌。对于确诊乳腺癌的患者，需要进一步评估以选择适合个体的最佳治疗方案。乳腺癌的治疗包括局部治疗（如手术治疗、放疗），全身治疗（如化疗、内分泌治疗、分子靶向治疗、免疫治疗）以及支持治疗（如心理支持和运动康复）。

　　通过筛查发现的乳腺癌绝大多数为早期，治疗相对简单，首选外科手术治疗，且大多数患者可以选择保留乳房手术。早期乳腺癌腋窝淋巴结转移率低、转移数量少，可采用前哨淋巴结活检术。与晚期乳腺癌的腋窝淋巴结清扫术相比，前哨淋巴结活检术的术后并发症显著减少，有助于改善患者的生活质量。

　　乳腺癌的临床分期是影响预后的重要因素。早期乳腺癌通常表现为肿瘤较小，腋窝淋巴结无转移或转移较少，且无全身远处器官转移，经过规范治疗后预后较好，Ⅰ期 5 年生存率可达 90% 以上。而晚期乳腺癌则表现为肿瘤较大，淋巴结转移较多，甚至出现远处器官转移，预后较差，Ⅳ期 5 年生存率仅为 20%~30%。

第一节 乳腺癌的诊断

　　鉴于乳腺癌对女性健康及公共卫生事业的严重影响，早期发现和及时治疗对患者和社会都至关重要。常用的乳腺筛查及诊断方法包括临床乳腺查体和影像学检查，其中影像学检查主要包括乳腺 X 线检查、超声检查和磁共振检查。乳腺 X 线检查又涵盖乳腺 X 线摄影、数字化乳腺断层摄影（DBT）以及对比增强能谱乳腺 X 线摄影（CESM）等方法。乳腺 X 线检查能够发现乳腺内微小的钙化灶、局部腺体结构紊乱及非对称性致密等早期征象；乳腺超声检查通常可发现 3mm 以上的乳腺结节，且无辐射、可重复检查，便于随访；乳腺磁共振检查则能更精确地显示肿瘤的大小、形态等信息，并发现隐匿性病变，适合作为高危人群的筛查手段。以下为乳腺癌影像学检查手段及相关征象展示。

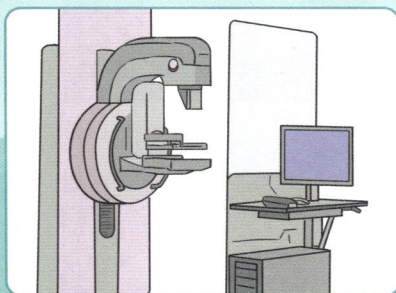

乳腺 X 线检查设备

一、乳腺 X 线检查

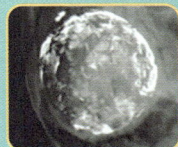

蛋壳样钙化

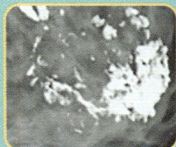

营养不良钙化

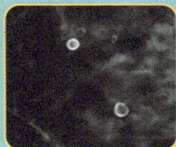

环形钙化

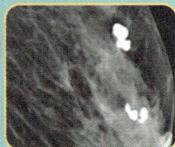

爆米花样钙化

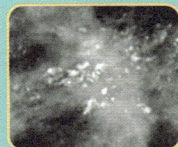

多形性钙化

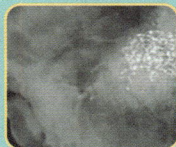

成簇状钙化

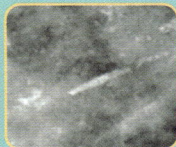

线性分布钙化

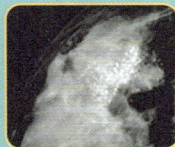

区域性分布钙化

乳腺 X 线摄影直接征象——钙化

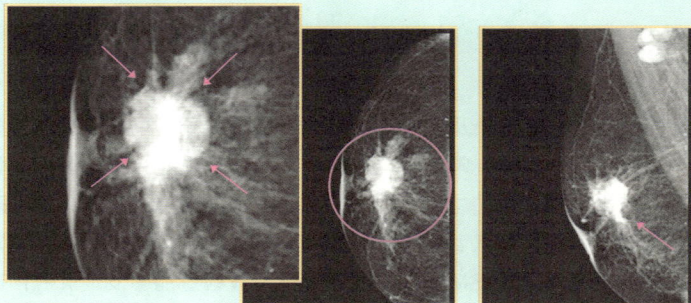

乳腺 X 线摄影直接征象——肿块或结节

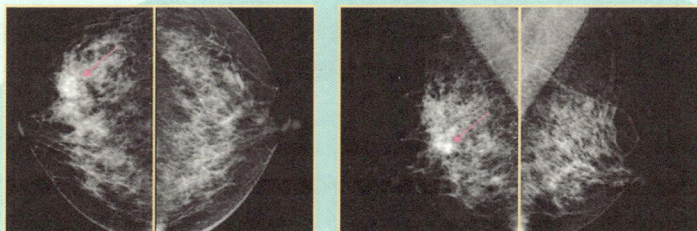

乳腺 X 线摄影直接征象——非对称致密影

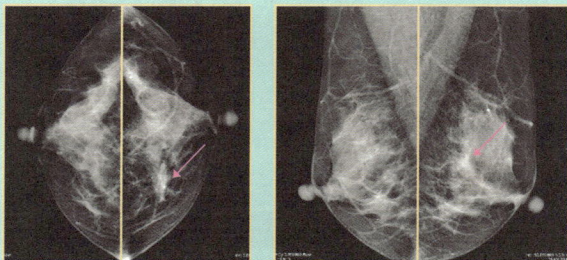

乳腺 X 线摄影间接征象——结构扭曲

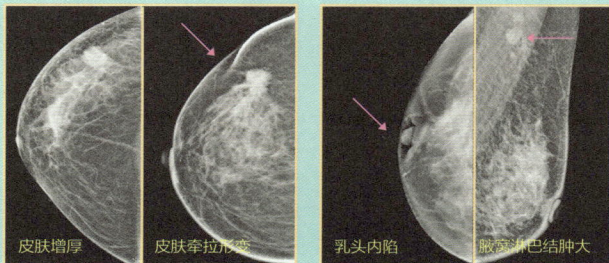

皮肤增厚　　皮肤牵拉形变　　乳头内陷　　腋窝淋巴结肿大

乳腺 X 线摄影其他间接征象

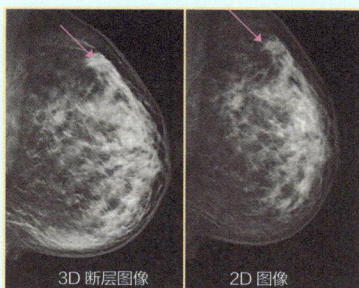

乳腺 X 线断层摄影——清晰显示肿块

二、乳腺超声检查

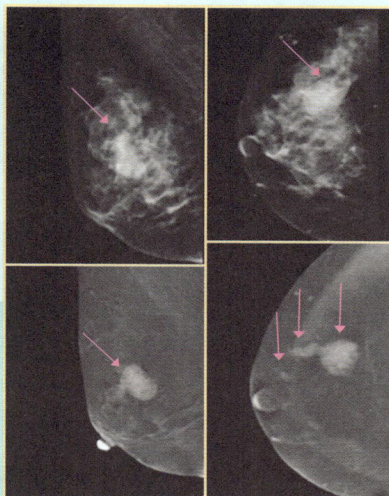

对比增强能谱乳腺 X 线摄影——可
明确病变大小、范围及数量

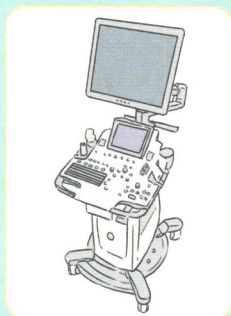

超声检查设备

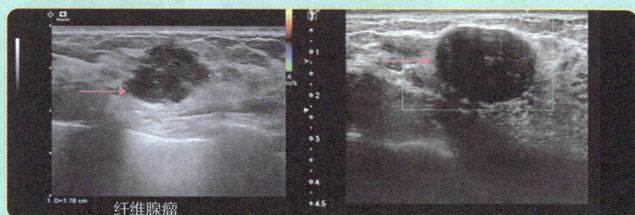

纤维腺瘤

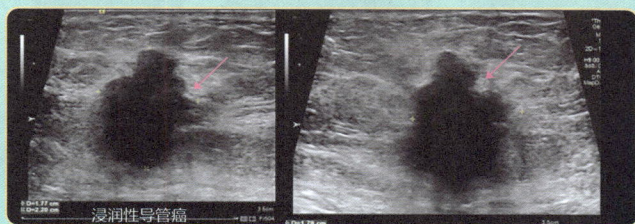

浸润性导管癌

乳腺超声成像——肿块样病变检出

血流分布

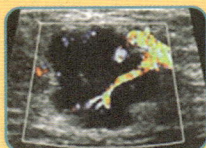

穿入型血供

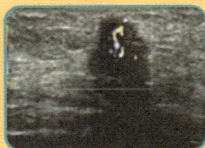

中心型血供

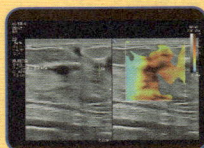

弹性成像

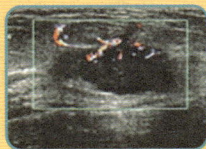

边缘型血供

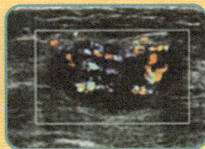

混合型血供

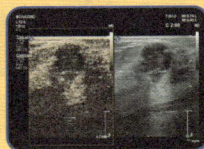

超声造影

阻力指数

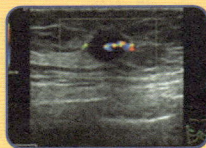
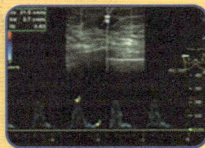

RI 值为 0.83 > 0.75

乳腺超声成像——信息显示

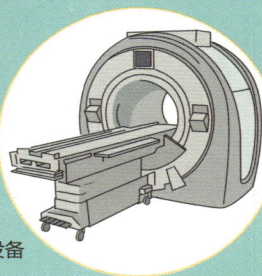

磁共振检查设备

三、乳腺磁共振检查

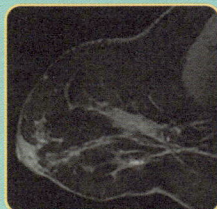

线样强化病变

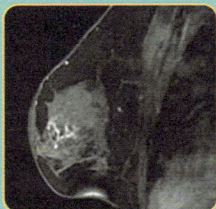

线样分支强化病变

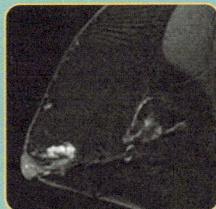

丛状强化病变

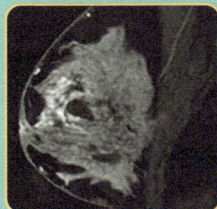

节段性强化病变

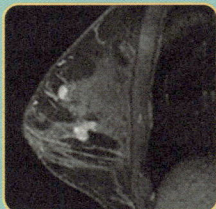

局灶状强化病变

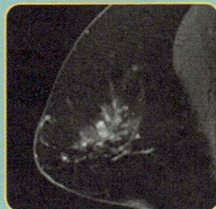

混合型强化病变

乳腺磁共振成像——高敏感检出乳腺导管内原位癌

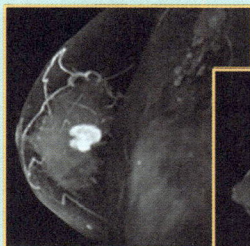

浸润性导管癌，
呈单发肿块

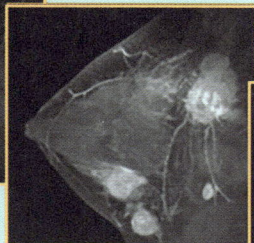

浸润性导管癌，呈多发
肿块，累及腋窝

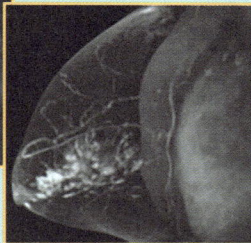

部分、丛状强化的乳腺导
管内原位癌

乳腺磁共振成像——肿块及非肿块样病变显示

女性乳房的外形与我们常见的水果——桃子有一定的相似之处。本节，将通过桃子女士的就诊经历，向大家介绍乳腺癌的诊断方法。

医生接诊记

桃子女士今年 45 岁，最近有些烦恼，因为她发现自己的乳房内长了一个小肿块。由于担心健康问题，桃子女士决定向她的好朋友张医生寻求帮助。

对于中国女性而言，通常建议从 40 岁开始接受乳腺癌筛查。而对于乳腺癌高危人群，筛查的起始年龄可以提前至 40 岁之前。高危人群主要包括以下几类：①有明显乳腺癌遗传倾向者；②既往有乳腺导管或小叶不典型增生或小叶原位癌的患者；③既往在 30 岁前接受过胸部放疗者；④根据 Gail 模型计算，5 年内发病风险 ≥ 1.67% 者。

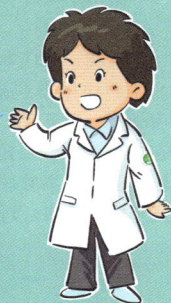

针对桃子女士的情况，张医生建议她进行临床检查和影像学检查。

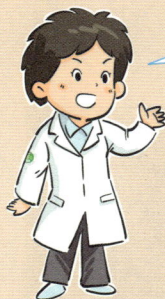

> 平时是否注意到乳头有溢液的情况？如果有的话，溢液的性状是怎样的？

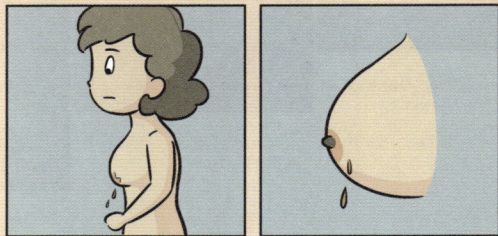

> 造成乳头溢液的原因有很多，既包括生理性因素也包括病理性因素。通过观察溢液的性状，可以初步判断是否存在疾病。如果是乳汁样或水样的溢液，通常属于生理性原因，注意清洁即可；如果是脓性溢液，则可能是乳腺炎症引起的；而黄绿色黏稠似脓的溢液，多与慢性炎症或导管扩张症等有关。最需要提高警惕的是血性或咖啡色的溢液，如果同时伴有肿块压迫导致液体排出增多，往往提示可能存在导管内乳头状瘤或恶性肿瘤。

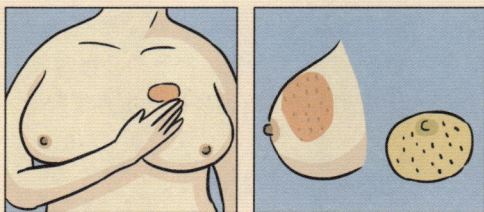

> 其次，肿块本身的性质也可以初步提示其良恶性。如果肿块触摸起来类似橡胶球或玻璃球，边缘光滑、质地韧、可活动，通常提示为乳腺纤维腺瘤；如果存在多个肿块，且疼痛与月经周期有关，则考虑为乳腺增生症；如果肿块与周围组织边界不清，可移动度低，且不伴有疼痛，则多提示为恶性。

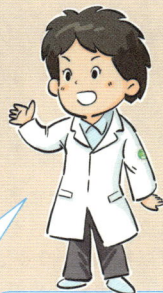

> 如果桃子女士身体表面出现以下一些典型表现，也可能提示肿块多为恶性，且已经发展到晚期。

小讲堂

恶性肿块典型表现

酒窝征	癌组织累及乳房内乳房悬韧带，致其短缩，导致乳房皮肤凹陷，呈酒窝状。
橘皮样改变	癌组织阻塞皮下淋巴组织，使淋巴液回流障碍，真皮水肿，导致皮肤表面毛孔呈现橘皮样表现。如果手臂出现苍白色或青紫色水肿，多提示淋巴管和腋静脉已受到阻塞和压迫。
淋巴结的表现	如果已经发现腋窝或者锁骨区域有肿大的淋巴结，常提示癌细胞已经发生转移，也是晚期的表现。

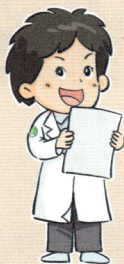

> 并非所有的乳腺癌都以无痛性肿块的形式出现，部分乳腺癌的临床表现较为特殊，出现相关症状时应引起重视。

小讲堂

炎性乳腺癌和乳头佩吉特病的临床表现

炎性乳腺癌	较为少见，病情进展迅速，预后较差。其特征为病变区域呈现炎症样表现，初期较为局限，但常会扩散至乳房大部分皮肤。主要表现为皮肤发红、增厚、粗糙以及皮温升高，并伴有局部疼痛。
乳头佩吉特病	较为少见，病情进展缓慢，恶性程度较低，预后较好。其典型表现为乳头和乳晕区域瘙痒，皮肤粗糙、糜烂，呈现湿疹样改变，可能进一步发展为局部溃疡。部分患者可在乳晕区触及肿块。

在对桃子女士进行初步临床检查后，张医生发现她体内的肿块较小，且活动度尚可。

影像学检查

　　针对桃子女士的情况，张医生建议她进行进一步的影像学检查。目前，用于乳腺癌早期筛查的影像学检查手段包括乳腺 X 线摄影、乳腺超声和磁共振成像（MRI）检查。以下是桃子女士的乳腺 X 线、超声及磁共振图像。

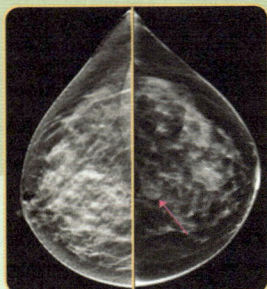

乳腺 X 线断层摄影

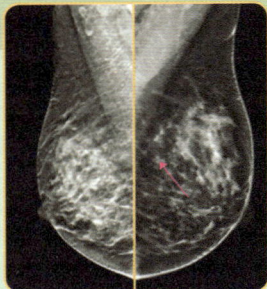

乳腺 X 线断层摄影

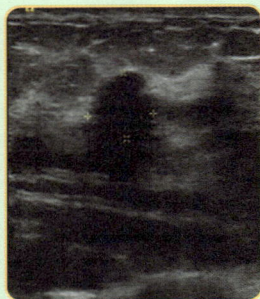

乳腺超声成像

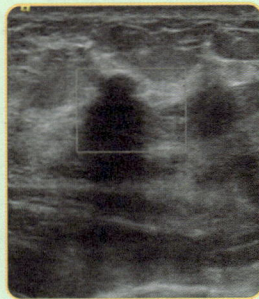

乳腺超声成像

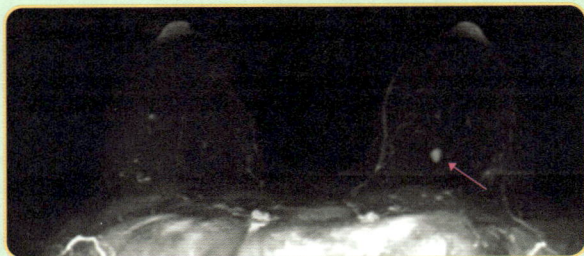

乳腺 MRI 最大密度投影（MIP）图像

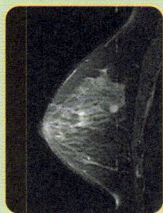

T$_2$WI 矢状位图像　　乳腺 MRI 增强图像

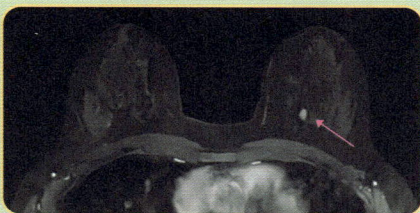

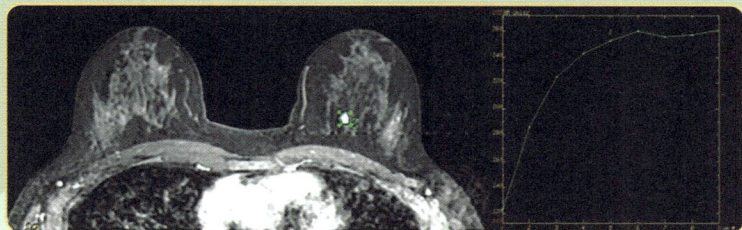

病灶时间——信号强度（TIC）曲线

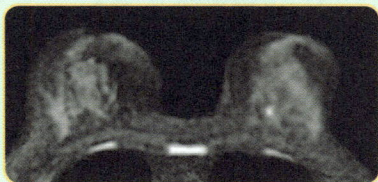

弥散加权图像：病灶 ADC=0.001 08mm^2/s
桃子女士的乳腺检查图像全集

　　在完成影像学检查后，桃子女士拿到了一份报告单。报告单上写着"考虑 BI-RADS 分类 4A。"这让桃子女士感到既困惑又害怕，她不禁担心：这是什么意思？难道已经确诊为乳腺癌了吗？于是，她带着报告单再次找到了张医生。

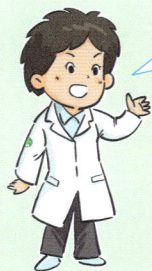

　　不必慌张。目前，乳腺影像报告和数据系统（BI-RADS）分类法是临床公认的乳腺癌影像分类方法，主要用于判断乳腺肿块的良恶性，广泛应用于乳腺超声、乳腺 X 线以及乳腺 MRI 检查结果的判读。

　　那么，当我们拿到报告时，应该如何解读 BI-RADS 分类呢？

BI-RADS 分类

BI-RADS 0 类	评估不完全，需要借助其他影像学检查做进一步评估。这种情况通常存在阳性体征（如摸到乳腺肿块、有乳头溢液、皮肤不对称增厚等表现），但单一检查未发现病变或者不能明确是否存在病变，可再结合其他相关检查以明确诊断。
BI-RADS 1 类	阴性，未见异常，即无阳性体征，且影像学检查也未见异常。
BI-RADS 2 类	良性征象，恶性可能性几乎为 0，临床上建议每隔 6~12 个月复查 1 次。
BI-RADS 3 类	良性可能性大，恶性可能性 ≤ 2%，影像学显示乳腺肿块具备一些典型的良性特征，临床上建议每隔 3~6 个月复查 1 次。

BI-RADS 4 类	可疑恶性，恶性可能性为 2%~95%，建议进行组织病理学检查（穿刺活检）。根据恶性危险性的不同，具体可分为以下三类。
	4A 类（恶性危险性 2%~10%）：提示病灶趋于良性征象，但有个别高危特征，如形态稍不规则、边界欠清、内见钙化等，存在恶性可能性。
	4B 类（10% ≤恶性危险性≤ 50%）：提示病灶趋于恶性，具有数个高危特征。
	4C 类（50% <恶性危险性< 95%）：提示恶性可能性较高，此类病理结果往往为恶性。以上三种情况建议前往乳腺外科就诊，听取专科医师的意见，以决定下一步治疗方案。

BI-RADS 5 类	典型恶性，恶性可能性 ≥ 95%，乳腺癌概率极高，基本可明确诊断，建议立即前往乳腺外科就诊并配合治疗。
BI-RADS 6 类	已由组织病理学检查证实为恶性病变。

听完这些，桃子女士安心了许多，原来自己体内的肿块基本被认定为是良性的，是恶性的可能性比较低。

随后，张医生建议，可以在超声引导下对桃子女士的肿块进行穿刺活检来明确诊断。同时，他还安慰桃子女士，穿刺活检是在局部麻醉状态下进行的检查，创伤小，操作时间短，不必过于担心。桃子女士表示同意并接受了检查。三天后，病理报告显示桃子女士的肿块为乳腺纤维腺瘤伴局部上皮细胞增生活跃，这是一种良性疾病，按照医嘱定期复查就可以。看到结果，桃子女士彻底放心了。

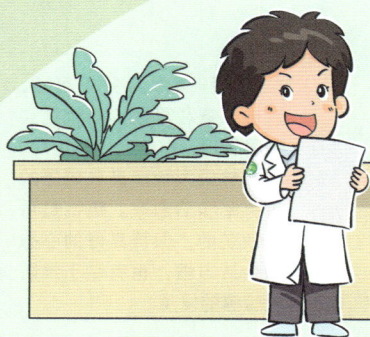

> 并非所有患者都会出现临床症状。比如之前有一位苹果女士，她没有任何不适，只是在例行体检进行乳腺X线检查时发现了不规则形肿块，最后经病理检查证实为恶性。所以，按时进行筛查对预防乳腺癌非常重要。

乳腺X线右乳内下象限病灶的点压放大像显示，可见不规则形肿块，其边界不清晰，内部伴有成簇状钙化，诊断为"BI-RADS5类"，病理结果为"右乳导管内癌"。

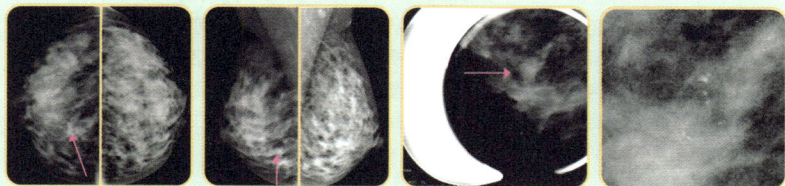

苹果女士乳腺X线影像

能这么思考，说明你对预防乳腺癌的发生已经有了一定的认识。所谓癌前病变，是指具有癌变潜在可能性的良性病变。乳腺癌的癌前病变主要包括导管上皮不典型增生、平坦上皮不典型增生、小叶不典型增生、乳头状瘤伴导管上皮不典型增生及异常增生、放射性瘢痕等。

既然乳腺癌病变不是短时间内发生的，那么哪些疾病属于乳腺癌的癌前病变，有发展成乳腺癌的风险呢？

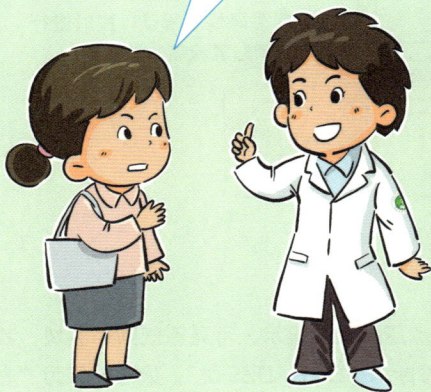

乳腺癌本身并不可怕，重视筛查和早期诊断就能实现早发现、早诊断、早治疗，这能够极大地提高乳腺癌的生存率和治愈率。癌症是可以预防的，保持良好的心态和生活习惯，也有助于预防乳腺癌的发生。

癌前病变不一定会发展成癌，癌也并非都源于癌前病变。但是，一些具有癌变潜质的良性病变如果不及时治疗，是有可能转变为癌的。所以，预防癌前病变的发生极为重要，患者要定期进行乳腺筛查，包括乳腺X线和乳腺超声检查。如果出现疑似病变，需要通过空心针穿刺活检进行病理组织学检查，以此明确病变性质，做到早发现、早治疗。

第二节 乳腺癌的治疗

张医生，乳腺癌的治疗手段和方案有哪些呢？

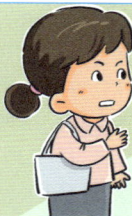

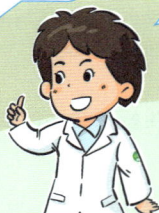

乳腺癌的治疗是一个多学科综合的过程，现代医学提供了多种有效的治疗方案。通过新辅助治疗、手术治疗、放射治疗、化学治疗、内分泌治疗和靶向治疗等多种手段，结合综合治疗策略和精准医疗的应用，显著提高了患者的生存率和生活质量。

第 8 版 AJCC 乳腺癌分期

原发肿瘤（T）	
T_x	原发肿瘤无法评估
T_0	无原发肿瘤证据
T_{is}	原位癌，包括导管原位癌（DCIS）、小叶原位癌（LCIS）及不伴肿块的乳头佩吉特病（伴有肿块的乳头佩吉特病按肿瘤大小分类）
T_1	肿瘤最大径 ≤ 2cm。其中，T1mi 为微小浸润癌，最大径 ≤ 1mm
T_{1a}	1mm <肿瘤最大径 ≤ 5mm
T_{1b}	5mm <肿瘤最大径 ≤ 10mm
T_{1c}	10mm <肿瘤最大径 ≤ 20mm
T_2	2cm <肿瘤最大径 ≤ 5cm
T_3	肿瘤最大径> 5cm
T_4	不论肿瘤大小，直接侵犯胸壁（包括肋骨、肋间肌、前锯肌，但不包括胸肌）或皮肤。
区域淋巴结（N）	
N_x	区域淋巴结无法评估
N_0	无区域淋巴结转移
N_1	同侧腋窝可触及活动的转移淋巴结；或临床无证据显示腋窝淋巴结转移，但前哨淋巴结活检发现内乳淋巴结有镜下转移，且无腋窝淋巴结转移的临床或影像学证据
N_2	同侧腋窝淋巴结转移，互相融合或与其他组织固定；或临床无证据显示腋窝淋巴结转移，但临床发现内乳淋巴结转移；或前哨淋巴结活检发现内乳淋巴结有镜下转移，且腋窝淋巴结有临床或影像学转移证据
N_3	同侧锁骨下淋巴结转移；或临床发现同侧内乳淋巴结转移伴腋窝淋巴结转移；或同侧锁骨上淋巴结转移
远处转移（M）	
M_0	无远处转移
M_1	有远处转移

49

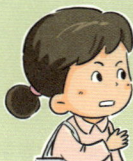

乳腺癌常用的分期有哪些?

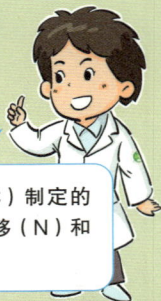

最常用的乳腺癌分期系统是美国癌症联合委员会(AJCC)制定的TNM分期系统。这个系统根据肿瘤的大小(T)、区域淋巴结转移(N)和远处转移(M)这三个因素来评估疾病的进展程度。

乳腺癌分期的意义在于为临床医生提供全面的疾病评估工具,帮助制订个体化治疗方案并预测患者的预后。

乳腺癌分期的意义

分期	意义
0期乳腺癌	0期乳腺癌属于非浸润性乳腺癌,即原位癌,通常通过外科手术和内分泌治疗即可治愈。如果选择保乳手术,则需要联合放射治疗
Ⅰ期和Ⅱ期乳腺癌	Ⅰ期和Ⅱ期乳腺癌属于早期浸润性乳腺癌,肿瘤较小,可能伴有腋窝淋巴结转移,但无远处转移。治疗方案通常包括外科手术及后续化学治疗,同时根据情况选择放射治疗、靶向治疗和内分泌治疗
Ⅲ期乳腺癌	Ⅲ期乳腺癌为局部晚期乳腺癌,肿瘤较大,可能伴有广泛的腋窝淋巴结转移。此阶段的治疗建议采用术前新辅助治疗,通过化学治疗、内分泌治疗或靶向治疗缩小肿瘤,再进行根治性手术治疗。新辅助治疗后,根据ypTNM分期结果指导后续的辅助治疗,包括化学治疗、靶向治疗、放射治疗和内分泌治疗
Ⅳ期乳腺癌	Ⅳ期乳腺癌为已发生远处转移的晚期乳腺癌,手术切除通常无法根治。此阶段应优先进行化学治疗、内分泌治疗、靶向治疗等系统性解救治疗。对于解救治疗反应较好、肿瘤生物学行为较佳、肿瘤负荷较小的患者,可考虑对乳房原发病灶进行姑息性手术治疗

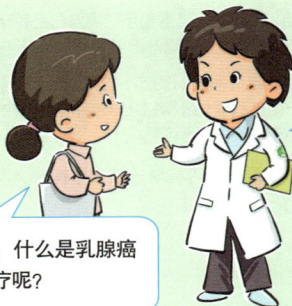

新辅助治疗在乳腺癌的综合治疗中非常重要,它是指在手术前通过全身系统性药物治疗,包括化学治疗、内分泌治疗和靶向治疗等,来缩小肿瘤体积、降低临床分期、提高保乳率,并预测药物敏感性,最终达到改善患者预后的目的。

张医生,什么是乳腺癌的新辅助治疗呢?

如果患者满足以下条件之一，我们会考虑新辅助治疗：①肿块较大；②腋窝淋巴结转移；③人表皮生长因子受体-2（HER2）阳性；④三阴性乳腺癌；⑤患者有保乳意愿，但肿瘤大小与乳房体积比例较大，难以直接保乳。

原来如此。那在什么情况下会选择新辅助治疗呢？

明白了。那么在新辅助治疗前，需要进行哪些具体的评估和检测呢？

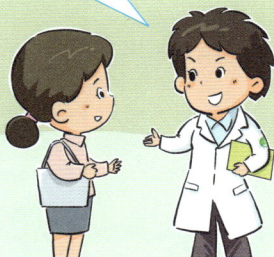

在新辅助治疗前，我们需要充分评估患者的局部肿瘤和全身情况，这对制订科学、合理的治疗方案至关重要。我们会通过检查手段进行 TNM 分期，包括评估肿块的数目、位置、大小、区域淋巴结的状况以及是否有远处转移等。此外，常规检测雌激素受体（ER）、孕激素受体（PR）、人表皮生长因子受体-2（HER2）和 Ki-67 等生物学标志物，以确定分子分型并预测治疗反应。

小讲堂

乳腺癌手术治疗

乳腺癌手术治疗是乳腺癌综合治疗的重要组成部分，适用于早期、中期和部分晚期患者。对于早期乳腺癌患者，手术治疗是首选的治疗方法。

乳腺癌手术治疗的术式

乳房切除术

乳房切除术的目的是完全切除肿瘤，降低复发风险。手术会切除整个乳房组织，并可能包括腋窝淋巴结清扫。手术的具体范围会根据肿瘤的大小、位置以及患者的整体健康状况来决定。常见的手术方式包括全乳切除加前哨淋巴结探查术、乳腺癌改良根治术等。术后患者可以保存较好的功能及外形，便于后续进行乳房重建。

保乳手术

保乳手术是早期乳腺癌治疗中的重要方法，旨在通过切除肿瘤及其周围部分正常组织来保留乳房的外形和结构。这种手术主要适用于有保乳意愿且无保乳禁忌证的患者，具体包括以下情况。

- 肿瘤较小，与乳头乳晕无明显粘连。
- 临床Ⅰ、Ⅱ期的早期乳腺癌，肿瘤大小属于T_1和T_2分期。
- 乳房体积适当，肿瘤与乳房体积比例合适，术后能够保持良好的乳房外形。

对于多病灶乳腺癌，如果病灶数量有限（如2~3处），术前通过乳腺超声、X线及MRI等影像学检查完整评估，在确保切缘阴性且外形可接受的情况下，也可以尝试保乳手术。此外，临床Ⅲ期患者（炎性乳腺癌除外）在通过术前治疗降期后达到保乳手术标准时，也可以慎重考虑保乳手术。

研究表明，保乳手术与改良根治术在治疗效果上相当，但保乳手术具有以下优势。

- 手术创伤小：保乳手术能够显著缩短手术时间，减少术中出血量，并降低术后并发症的发生率。
- 生活质量高：保乳手术在提高患者生活质量方面具有明显优势。术后1年和5年的生活质量评分均高于改良根治术组，尤其在情感、功能和乳腺癌相关关注领域表现更为突出。
- 美学与心理双重获益：保乳手术不仅在外形美观上优于改良根治术，还能在一定程度上改善患者的术后心理状态和社会功能，从而全面提升患者的生活质量。

这些结果表明，保乳手术在保证治疗效果的同时，能够为患者带来更好的生活体验和心理健康。

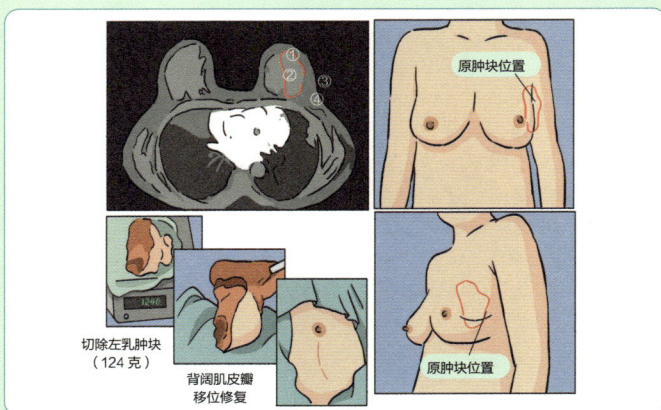

切除左乳肿块
（124克）

背阔肌皮瓣
移位修复

原肿块位置

原肿块位置

左乳癌乳房保乳重建术后图

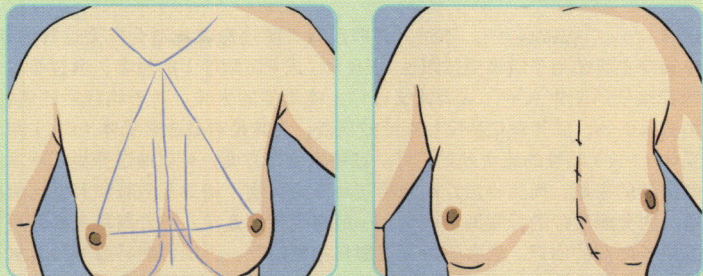

腔镜下双侧乳房重建

张医生，您能不能再详细介绍一下其他的治疗手段呀？

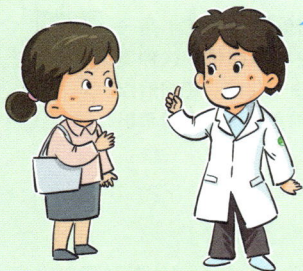

当然可以。乳腺癌放射治疗是乳腺癌综合治疗的重要组成部分，主要通过高能射线照射肿瘤区域，达到控制肿瘤生长、提高患者生存率的目的。如果患者接受了保乳手术，放射治疗是必不可少的辅助治疗手段。它能够显著降低局部复发率，从而提高总生存率。目前，调强放射治疗技术的应用可以提高靶区剂量的均匀性，同时减少皮肤损伤以及对周围重要器官的照射剂量。对于没有接受保乳手术的患者，术后辅助放射治疗同样重要。它可以有效降低局部复发率，改善患者的生存预后。此外，大分割放射治疗在术后辅助放疗中也显示出良好的疗效，还能缩短治疗时间，为患者带来更多的便利。

乳腺癌化学治疗是乳腺癌全身治疗的重要部分，通过使用包括蒽环类、紫杉类等抗癌药物来抑制癌细胞的分裂和增殖，从而破坏癌细胞，达到杀死癌细胞、抑制肿瘤生长的目的。它通常在手术前或手术后进行，目的是防止癌细胞扩散。在乳腺癌术后，有时需要放射治疗和化学治疗同时或先后使用。术后放射、化学治疗的主要目标是消灭任何残留的肿瘤细胞。医生会根据患者的具体情况，制订合理的疗程，选择合适的术后放化疗时机和顺序。对于局部复发风险较高的患者，术后放射治疗是必要的；而对于远处转移风险较高的患者，化学治疗可能更为重要。目前，"夹心"式治疗（即术后先化学治疗，再放射治疗，最后再化学治疗）是一种常用的模式，它可以有效降低局部复发率。

还有乳腺癌内分泌治疗。不过，并非所有乳腺癌患者都适合接受这种治疗。内分泌治疗主要适用于激素受体阳性（ER 和 / 或 PR 阳性）的患者，通过手术或药物治疗降低雌激素水平，从而减缓或停止癌细胞的生长。对于绝经后的患者，新型内分泌药物，如芳香化酶抑制剂疗效显著，尤其是对雌激素受体（ER）和孕激素受体（PR）阳性的患者效果更好。在手术治疗方面，可以通过卵巢切除术来减少雌激素的来源；而药物治疗则包括抗雌激素药物，如三苯氧胺和芳香化酶抑制剂等。内分泌治疗的疗程通常较长，一般需要持续 5 年，部分高危患者甚至可能需要更长时间的治疗。患者千万不能擅自中断治疗，否则可能导致雌激素水平回升，增加复发的风险。

靶向治疗是乳腺癌治疗的另一种重要手段，它通过改变或抑制癌细胞的生化代谢过程，干扰癌细胞的繁殖。对于 HER2 阳性的乳腺癌患者，曲妥珠单抗等靶向药物能够显著提高治疗效果。靶向治疗与化学治疗联合使用，可以进一步提升疗效，降低复发风险。

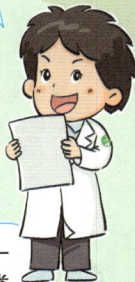

乳腺癌免疫治疗则具有一定特异性。三阴性乳腺癌（TNBC）是一种特殊的乳腺癌亚型，其特点是 ER、PR 和 HER2 均为阴性。这种类型的乳腺癌侵袭性强，复发转移率高，预后较差。由于化疗和靶向治疗的效果有限，PD-1/PD-L1 抑制剂在三阴性乳腺癌的免疫治疗中显示出很大的潜力，为患者提供了新的治疗选择。

张医生，乳腺癌治疗的新手段未来会如何发展呢？

除了传统的手术、化学治疗、内分泌治疗和靶向治疗外，还有一些新型治疗方法正在不断发展。例如，超声冷冻治疗、粒子植入等微创疗法为晚期患者提供了新的治疗选择。此外，基因治疗和靶向药物的研发是未来乳腺癌治疗的重要方向，有望为患者带来更好的治疗效果。

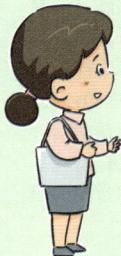

乳腺癌的治疗手段这么多，如何确定综合的治疗方案呢？

具体的治疗方案需要根据患者的具体情况进行个体化选择，综合考虑病理分型、分期、治疗目标等因素。同时，治疗后也需要定期进行复查和随访，以确保治疗效果并及时调整治疗方案。

第三节 乳腺癌的康复及随访

乳腺癌就像是身体内部发生了一场"暴乱",而各种治疗手段则如同"人体军队",帮助平息这场混乱。当"人体军队"完成任务撤离后,如何让身体恢复正常的生理功能、调整心理状态,并维持长期和平,这就是乳腺癌患者的康复治疗。当我们与乳腺癌的斗争取得阶段性胜利后,接下来需要关注手术后的注意事项和康复训练,重新拥抱健康的生活。

小讲堂

术后复查时间建议

术后时间	随访频率
术后 2 年内	每 3 个月随访 1 次
术后第 3-5 年	每 6 个月随访 1 次
术后 5 年以上	每年随访 1 次,直至终身
如有异常情况	即时随访,不拘泥于固定时间

随访复查项目包括以下内容。①体格检查:乳房和淋巴结触诊;②乳腺、腋下淋巴结、肝脏超声;③血常规、肝肾功能等化验;④乳腺 X 线;⑤胸部 CT。每 12 个月进行 1 次或发现异常时短期复查:骨扫描、乳腺 MRI(保乳术后)、骨密度检测(绝经后或服用第三代芳香化酶抑制剂)。每 3~6 个月进行 1 次的相关检查:妇科检查及妇科超声(服用三苯氧胺者或子宫、卵巢未切除者)。

定期复查时会接受哪些检查

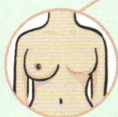

常规检查
体格检查
乳腺、腋下淋巴结、肝脏超声
血常规、肝肾功能
乳腺 X 线
胸部 CT

特殊检查
骨扫描
乳腺 MRI
骨密度检测
妇科检查及妇科超声

随诊复查项目图

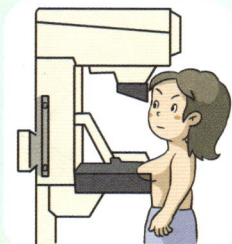

乳腺 X 线随诊复查项目图

乳腺癌术后，患侧肢体功能障碍及淋巴水肿的发生率较高，为15%~54%。因此，术后进行功能锻炼是恢复患侧肢体功能的重要手段。建议大家遵循循序渐进的原则，科学合理地进行功能锻炼。

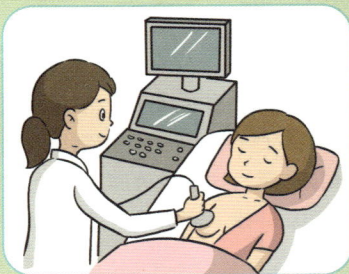

乳腺超声随诊复查项目图

淋巴水肿的发现及预防

淋巴水肿的发现	1. 主观感受　上肢运动范围和灵活性；患侧上肢是否感觉肿胀、沉重、疲劳或疼痛；记录频率和严重程度，是否影响日常活动。 2. 肢体体检　对患者肢体进行多节段臂围测量，患侧上肢周径比对侧上肢周径长＜3cm为轻度水肿，3~5cm为中度水肿，＞5cm为重度水肿初步判断，并可及时就医选择相关辅助检查（肩关节MRI、肌电图、体成分测试、生物电阻抗测试、淋巴荧光造影等，协助判断患肢运动功能障碍及淋巴水肿的存在与严重程度，指导治疗及随访）。

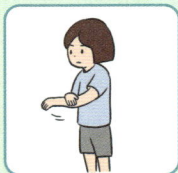

- 活动不自如
- 感觉肢体沉重

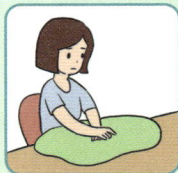

- 感觉肿胀
- 感觉疲倦

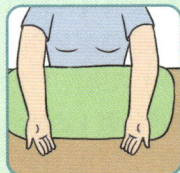

- 褶皱舒展
- 手腕部静脉有异常

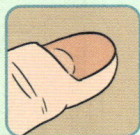

- 按压后出现压痕

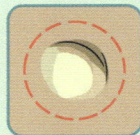

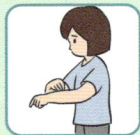

- 皮肤紧绷
- 皮肤不容易被抬起
- 皮肤变硬、变粗糙

注：出现这些症状时并不一定都是淋巴水肿。

淋巴水肿示意图

患肢淋巴水肿的预防	1. 保护皮肤。 2. 避免光热损伤。 3. 避免患侧肢体近端受压。 4. 避免突然负重。 5. 坚持运动锻炼。 6. 保证睡眠质量，注意睡姿。

　　乳腺癌术后，尤其是腋窝淋巴结清扫术后，常会导致上肢功能障碍，因此术后功能锻炼至关重要。锻炼时应遵循以下原则：循序渐进，避免因过度活动影响伤口愈合或导致皮下积液；持之以恒，即使功能恢复后，仍需要坚持锻炼以维持效果；科学指导，在医师指导下进行适当的体育锻炼，避免过度疲劳。

小讲堂

功能锻炼方法

目标：切口愈合后1个月，患侧上肢能伸直，抬高绕过头顶能摸到对侧耳朵。

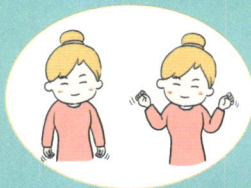

术后1~2天，练习握拳、伸指、屈腕。

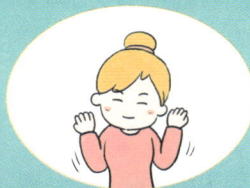

术后3~4天，前臂伸屈运动。

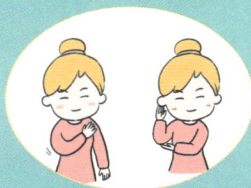

术后5~7天，患侧的手摸对侧肩、同侧耳（可用健肢托患肢）。

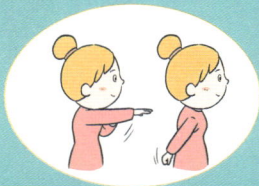

术后8~10天，练习肩关节抬高、伸直、屈曲至90°。

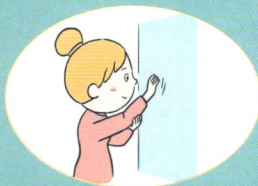

术后10天后，进行爬墙及器械锻炼。

功能锻炼的特殊情况

①	术后 7 天内（尤其腋下引流管拔除前）限制肩关节外展。
②	皮下积液或超过术后 1 周引流管未拔除时应减少功能锻炼次数及肩关节活动幅度。
③	植皮及行自体肌皮瓣乳房重建术后早期避免大幅度外展及上举。
④	扩张器/假体植入术后避免术后早期大幅度外展及上举。

除了术后功能锻炼，乳腺癌患者还应注意体重管理、膳食营养等居家康复措施。

体重管理的具体方法如下。

1. 每周定时（建议晨起排便后空腹）监测体重 1 次并记录。

2. 每周至少进行 150 分钟的中等强度体力活动（如每周 5 次，每次 30 分钟）。

3. 每周至少进行 2 次力量性训练（以大肌群抗阻运动为主）。

许多患者和家属会格外关注饮食问题，甚至因为民间流传的"发物"而过度忌口。其实，饮食的重点不应局限于"吃什么"，而应关注"怎么吃"。建议每天摄入营养均衡的一日三餐，增加蔬菜、水果、全谷类食物和优质蛋白的摄入，限制酒精，减少精制谷物、红肉和加工肉制品的摄入。尽量从日常饮食中获取必需的营养素，除非临床表现或生化指标提示缺乏某种营养素，否则不建议额外补充。

部分肿瘤的生长依赖雌激素，因此以下几类含动物雌性激素的食物对乳腺癌患者是明确禁止的，蜂王浆、蜂胶、胎盘类制品、烟酒以及成分不明的保健品。

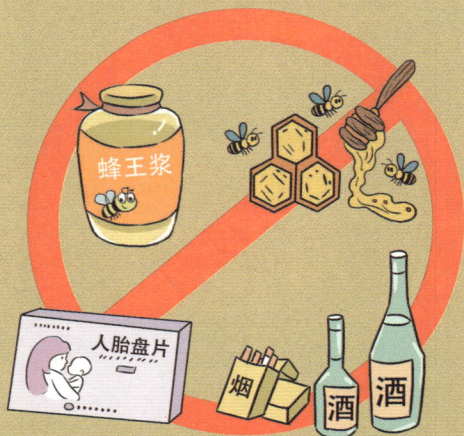

小讲堂

治疗期饮食建议

术后期间	术后由于活动量减少，建议食用易消化的食物，并适量增加蛋白质摄入，以促进伤口愈合。
化学治疗期间	适量增加优质蛋白的摄入，如奶类、瘦肉（猪、牛、羊、鸡鸭等），蛋类和鱼类，同时控制脂肪摄入。多食用蔬菜、水果和全谷类食物，以补充维生素、矿物质和膳食纤维。减少精制谷物、红肉和加工肉制品的摄入。
放射治疗期间	乳腺癌放射治疗可能波及喉咙部位，容易出现吞咽困难或进食障碍。因此，饮食应以清淡、软烂为主，减少对口腔、喉咙及胃肠道的刺激。

乳腺癌的治疗，尤其是化学治疗、内分泌治疗期间以及治疗的不良反应会影响育龄期乳腺癌患者生育功能的康复。目前，没有明确证据表明生育会影响乳腺癌患者的预后，但备孕应在主治医师的指导下进行，选择相对安全的怀孕时间。

适合生育的窗口期

乳腺原位癌患者	在手术和放射治疗结束后可以考虑生育。
淋巴结阴性的乳腺浸润性癌患者	建议在手术后 2 年再考虑生育。
淋巴结阳性的乳腺浸润性癌患者	建议在手术后 5 年再考虑生育。
需要辅助内分泌治疗的患者	在计划受孕前 3 个月需要停止内分泌治疗（如戈舍瑞林、亮丙瑞林、三苯氧胺等），直至生育后哺乳结束，再继续进行内分泌治疗。
避孕措施	在没有怀孕计划期间，请务必采取安全的避孕措施，避免意外怀孕。不建议使用口服避孕药物。

手术导致的形体缺损对女性的感觉和自尊心有很大的影响，会产生紧张、恐惧、焦虑以及悲观心理，对于无法或不愿意接受乳房重建手术的患者来说，义乳是较为理想的选择，不仅能弥补身体缺陷，预防长期重力失衡导致脊柱侧弯变形，还可以增加女性自信心，绽放女性美丽，拥抱美好生活。每一位与乳腺癌抗争的人都是"攀登者"，在乳腺癌这座"大山"面前，一步一步往上爬，每走进一小步就有一个阶段性的胜利，希望每一位乳腺癌患者都能在亲人、朋友的陪伴下，战胜这座"大山"。

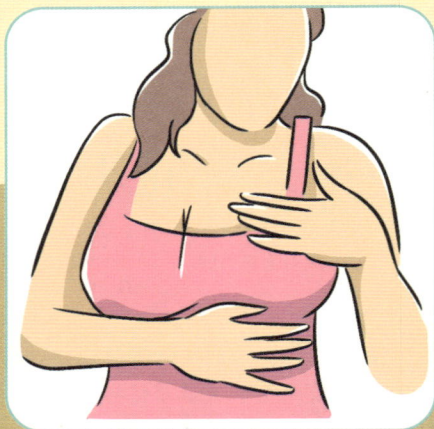

义乳示意图

乳腺癌的治疗不仅是一场生理上的斗争，更是一次心理上的严峻考验。患者在确诊和治疗过程中，往往会经历恐惧、绝望、焦虑和抑郁等复杂情绪，甚至可能产生自我怀疑和放弃的念头。然而，家人和朋友的支持、心理辅导以及患者支持小组的帮助，能够为患者提供重要的情感支撑。通过积极调整心态、参与社交活动、记录心理变化以及重新规划生活，患者可以逐渐适应治疗带来的变化，学会坚强面对疾病。乳腺癌虽然带来了巨大的挑战，但也让患者更加珍惜生活，重新找到希望和勇气。最终，战胜乳腺癌的经历不仅是一次生命的重生，更是一次心灵的成长，激励着更多人勇敢面对困难，拥抱新的开始。

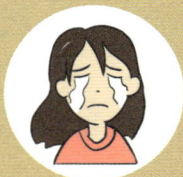 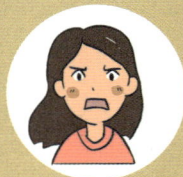 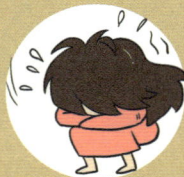 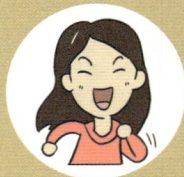

怀疑否认期　　愤怒发泄期　　悲伤抑制期　　情感升华期

乳腺癌患者情感变化

引导图—乳腺癌的筛查

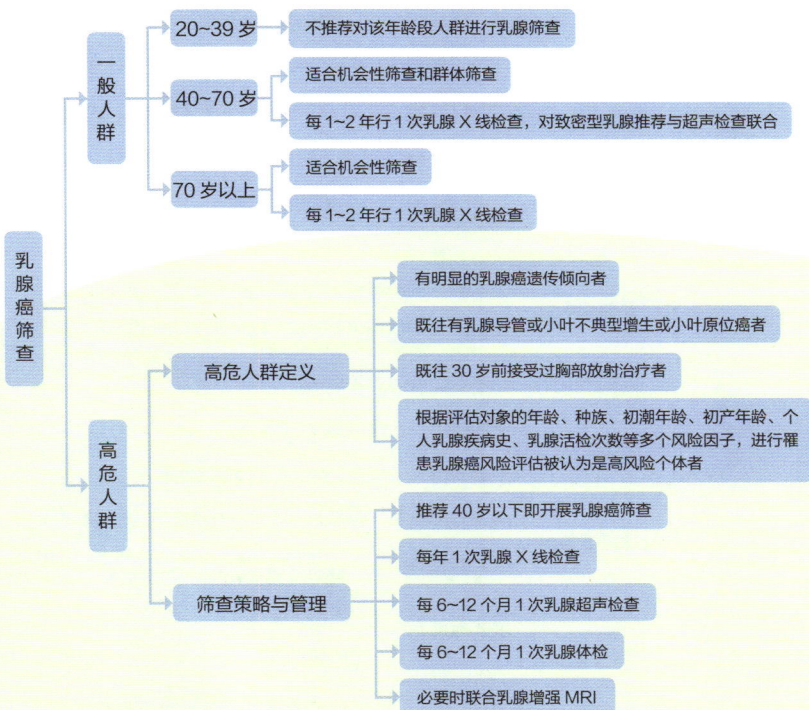

乳腺癌筛查

- 一般人群
  - 20~39 岁 → 不推荐对该年龄段人群进行乳腺筛查
  - 40~70 岁
    - 适合机会性筛查和群体筛查
    - 每 1~2 年行 1 次乳腺 X 线检查，对致密型乳腺推荐与超声检查联合
  - 70 岁以上
    - 适合机会性筛查
    - 每 1~2 年行 1 次乳腺 X 线检查

- 高危人群
  - 高危人群定义
    - 有明显的乳腺癌遗传倾向者
    - 既往有乳腺导管或小叶不典型增生或小叶原位癌者
    - 既往 30 岁前接受过胸部放射治疗者
    - 根据评估对象的年龄、种族、初潮年龄、初产年龄、个人乳腺疾病史、乳腺活检次数等多个风险因子，进行罹患乳腺癌风险评估被认为是高风险个体者
  - 筛查策略与管理
    - 推荐 40 岁以下即开展乳腺癌筛查
    - 每年 1 次乳腺 X 线检查
    - 每 6~12 个月 1 次乳腺超声检查
    - 每 6~12 个月 1 次乳腺体检
    - 必要时联合乳腺增强 MRI

```
引导图——乳腺癌的诊断
├─ 影像诊断 BI-RADS
│   ├─ 0 类 ── 未定类，需要结合旧片或其他影像检查进一步评估
│   ├─ 1 类 ── 阴性
│   ├─ 2 类 ── 良性病变
│   ├─ 3 类 ── 可能是良性病变，恶性可能性 ≤ 2%，建议短期随访复查（一般 6 个月）
│   ├─ 4 类
│   │   ├─ 4A ── 低度拟似恶性，良性可能性更大，恶性可能性 > 2% 且 ≤ 10%，建议活检
│   │   ├─ 4B ── 中度拟似恶性，亦有良性可能，恶性可能性 > 10% 且 ≤ 50%，建议活检
│   │   └─ 4C ── 高度拟似恶性，良性可能性较小，恶性可能性 > 50% 且 < 95%，建议活检
│   ├─ 5 类 ── 高度提示恶性，恶性可能性 ≥ 95%，需要组织学诊断
│   └─ 6 类 ── 已活检证实为恶性，需要立即治疗
│
乳腺癌的诊断
├─ 临床表现
│   ├─ 乳房肿块
│   │   ├─ 早期 ── 无痛单发肿块；质硬不光滑；界不清；不易推动
│   │   └─ 晚期 ── 固定在胸壁不易推动；胸壁铠甲状，呼吸受限；癌肿处皮肤可破溃、出血
│   ├─ 乳房外形 ── 酒窝征、橘皮征、乳头内陷
│   ├─ 转移征象
│   │   ├─ 淋巴转移 ── 患侧腋窝淋巴结肿大
│   │   └─ 血行转移 ── 骨痛；胸痛、气急；肝大黄疸等
│   └─ 特殊类型乳腺癌
│       ├─ 炎性乳腺癌 ── 患乳红，水肿，无明显肿块；恶性程度高，预后差
│       └─ 乳腺佩吉特病 ── 乳头瘙痒、烧灼感；发红呈湿疹样，进而形成溃疡；恶性程度低，发展较缓慢
│
└─ 病理诊断（金标准）
    ├─ 病理分型
    │   ├─ 非浸润性癌
    │   │   ├─ 导管内癌
    │   │   └─ 小叶原位癌
    │   ├─ 早期浸润性癌
    │   │   ├─ 浸润性导管癌 ── 最常见，预后好
    │   │   └─ 早期浸润性小叶癌
    │   └─ 浸润性癌
    │       ├─ 浸润性特殊癌
    │       └─ 浸润性非特殊癌
    ├─ 组织学分级 ── 1、2、3 级，级别越高预后越差
    ├─ TNM 分期
    │   ├─ T（肿瘤大小）
    │   ├─ N（淋巴结转移） ── 腋窝淋巴结常见
    │   └─ M（远处转移） ── 骨、肝、肺常见
    └─ 分子分型（指导治疗）
        ├─ 管腔 A 型 ── 预后最好
        ├─ 管腔 B 型 ── 预后好
        ├─ 三阴型 ── 预后较差
        └─ HER2 过表达型 ── 预后好
```

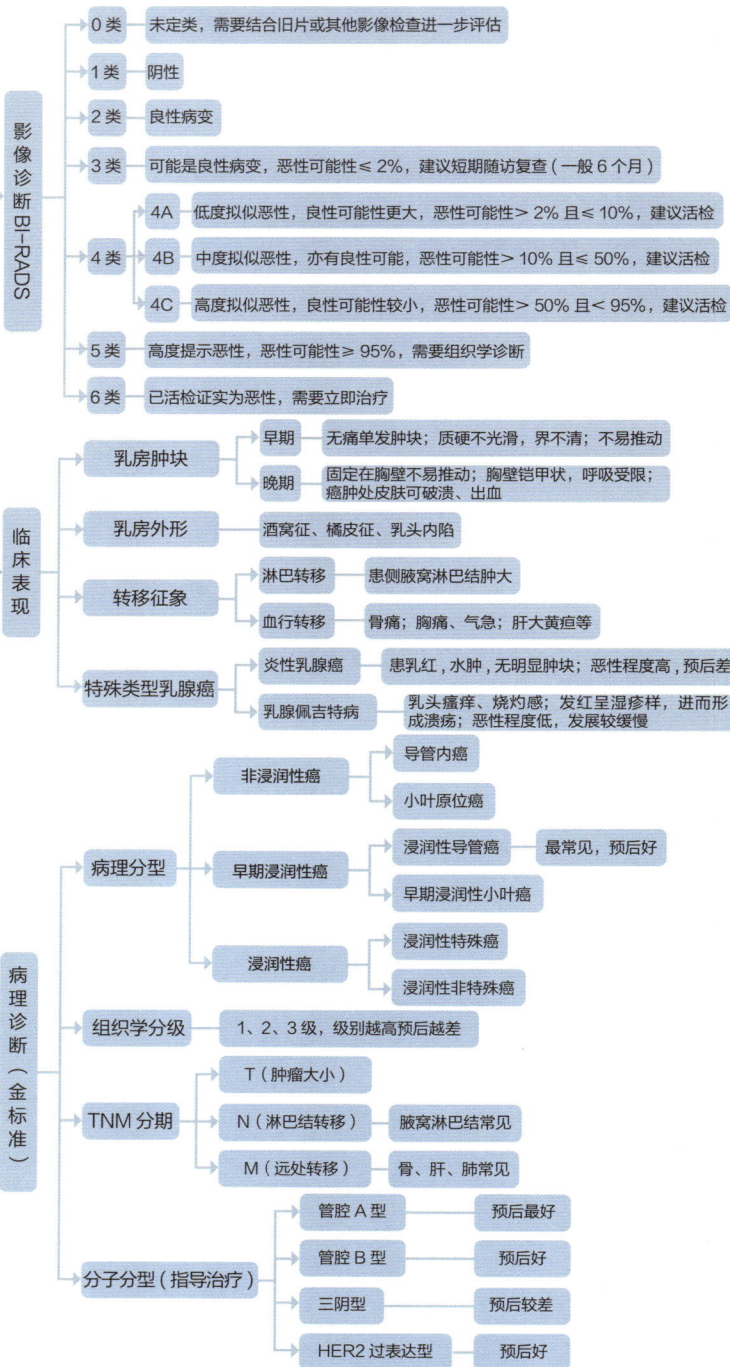

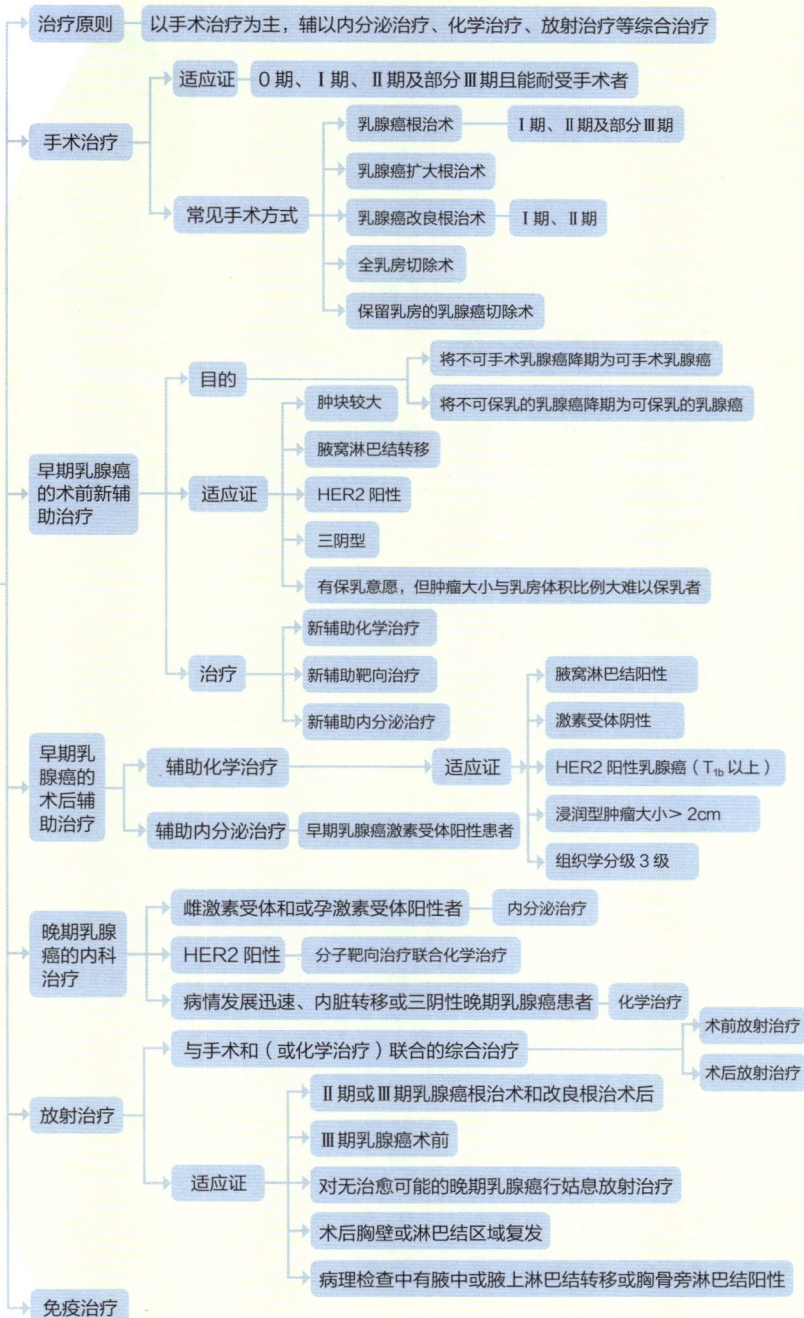

引导图——乳腺癌的治疗

乳腺癌的治疗

- **治疗原则** —— 以手术治疗为主，辅以内分泌治疗、化学治疗、放射治疗等综合治疗

- **手术治疗**
  - 适应证 —— 0 期、Ⅰ期、Ⅱ期及部分Ⅲ期且能耐受手术者
  - 常见手术方式
    - 乳腺癌根治术 —— Ⅰ期、Ⅱ期及部分Ⅲ期
    - 乳腺癌扩大根治术
    - 乳腺癌改良根治术 —— Ⅰ期、Ⅱ期
    - 全乳房切除术
    - 保留乳房的乳腺癌切除术

- **早期乳腺癌的术前新辅助治疗**
  - 目的
    - 将不可手术乳腺癌降期为可手术乳腺癌
    - 将不可保乳的乳腺癌降期为可保乳的乳腺癌
  - 适应证
    - 肿块较大
    - 腋窝淋巴结转移
    - HER2 阳性
    - 三阴型
    - 有保乳意愿，但肿瘤大小与乳房体积比例大难以保乳者
  - 治疗
    - 新辅助化学治疗
    - 新辅助靶向治疗
    - 新辅助内分泌治疗

- **早期乳腺癌的术后辅助治疗**
  - 辅助化学治疗 —— 适应证
    - 腋窝淋巴结阳性
    - 激素受体阴性
    - HER2 阳性乳腺癌（T_{1b} 以上）
    - 浸润型肿瘤大小 > 2cm
    - 组织学分级 3 级
  - 辅助内分泌治疗 —— 早期乳腺癌激素受体阳性患者

- **晚期乳腺癌的内科治疗**
  - 雌激素受体和或孕激素受体阳性者 —— 内分泌治疗
  - HER2 阳性 —— 分子靶向治疗联合化学治疗
  - 病情发展迅速、内脏转移或三阴性晚期乳腺癌患者 —— 化学治疗

- **放射治疗**
  - 与手术和（或化学治疗）联合的综合治疗
    - 术前放射治疗
    - 术后放射治疗
  - 适应证
    - Ⅱ期或Ⅲ期乳腺癌根治术和改良根治术后
    - Ⅲ期乳腺癌术前
    - 对无治愈可能的晚期乳腺癌行姑息放射治疗
    - 术后胸壁或淋巴结区域复发
    - 病理检查中有腋中或腋上淋巴结转移或胸骨旁淋巴结阳性

- **免疫治疗**

审稿专家

罗娅红 教授

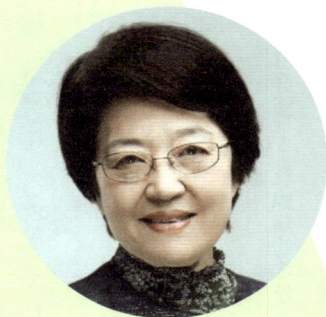

辽宁省肿瘤医院医学影像科名誉主任
主任医师、国家二级教授、博士研究生导师

享受国务院政府特殊津贴、国家卫生健康突出贡献中青年专家、全国优秀科技工作者、辽宁名医、辽宁省优秀专家、辽宁省学术头雁

- 中华放射学会乳腺专业委员会　前任主任委员
- 中国抗癌协会　常务理事
- 国家癌症中心乳腺癌筛查专业委员会　副主任委员
- 国家癌症中心乳腺癌质控专委会 X 线质控学组　组长
- 吴阶平基金会乳腺癌风险防控及早诊早治专委会　主任委员

　　1982 年毕业于中国医科大学医疗系，曾先后两次被派往日本神奈川县癌中心研修，研究方向为乳腺、呼吸、消化系统、妇科肿瘤的影像学诊断及介入治疗。主持国家公益性行业科研专项"分子影像学在女性常见恶性肿瘤（乳腺癌、宫颈癌）早期诊断、治疗疗效及预后评估中的应用研究"及省部级科研项目 13 项；获辽宁省科技进步一等奖 2 项、二等奖 3 项、辽宁省自然科学学术成果奖著作奖三等奖 1 项、中国抗癌协会科技奖二等奖 1 项；主编、主译专业书籍十余部，发表 SCI 论文及国内核心期刊论文百余篇；先后获得全国五一劳动奖章、辽宁省劳动模范、全国三八红旗手等荣誉。

第三章
结直肠癌

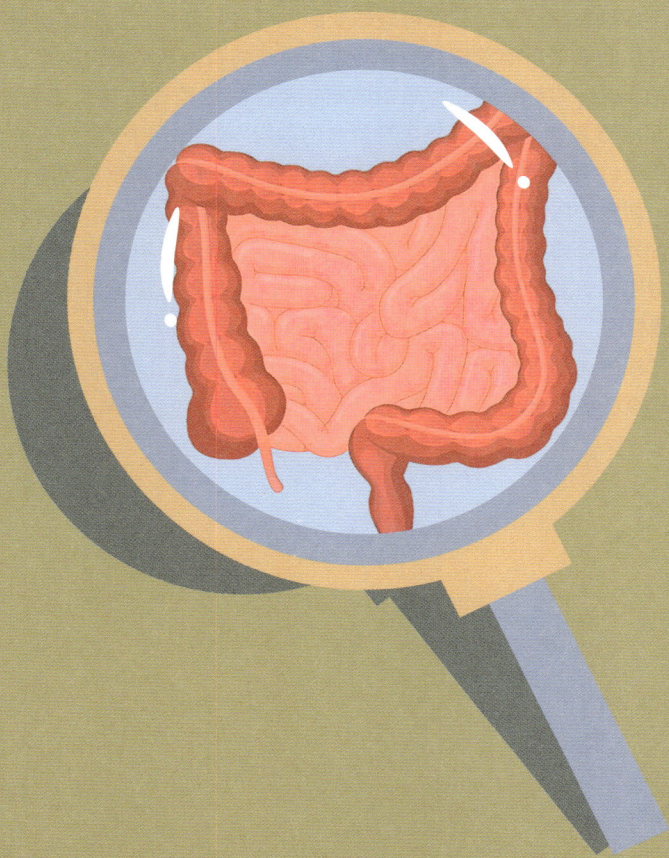

结 直 肠 癌

　　根据最新癌症登记数据显示，我国结直肠癌的发病率为 10.7%，死亡率为 9.3%，分别位居我国恶性肿瘤发病率及死亡率的第二位及第四位。我国结直肠癌的新发与死亡病例约占全球的 30%，早期诊断率不足 10%，多数患者在确诊时已处于局部进展期或晚期。研究表明，早期结直肠癌的 5 年生存率可达 95%，甚至可实现临床治愈，而晚期结直肠癌的生存率则低于 40%。因此，提高我国结直肠癌患者预后的关键在于进一步提升早筛早诊水平。

　　粪便隐血试验和结肠镜检查是结直肠癌早期筛查较为有效的手段。结肠镜可以在直视下准确发现病变，并对可疑恶变的黏膜进行活检，从而实现早期诊断。此外，在结肠镜下早期发现并切除肠息肉，能够有效预防息肉癌变，避免其进展为结直肠癌。CT 和 MRI 也是明确结直肠癌病变范围的常用诊断工具。我国建议将 50~75 岁作为结直肠癌早期筛查的目标年龄段，对于高危人群，则应提前进行筛查。对于早期结直肠癌，通常采用内镜下切除或手术切除；对于中晚期患者，则多采用化疗、靶向治疗，以及免疫治疗等全身治疗，联合放疗、手术治疗、介入治疗等局部治疗的综合治疗方案。在早期识别、精准分期、多学科团队指导下制订规范化和个体化的治疗方案，是改善结直肠癌患者预后的主要临床实践标准。

　　本章将详细阐述结直肠癌的诊断、治疗及预后等方面，旨在推动我国结直肠癌的早筛早诊及精准治疗进程，最终提高结直肠癌患者的生存率。

第一节 结直肠癌的诊断

结直肠癌是我国亟待解决的重大临床问题，晚期结直肠癌患者的生存率远低于早期患者。早期筛查与诊断能够有效预防结直肠癌向晚期发展，减轻患者的身心负担，是至关重要的一环。接下来，我们将通过真实病例，逐步介绍结直肠癌的诊断方法。

医生接诊记 1

2023 年夏天，40 多岁的常先生急匆匆地走进诊室。

医生，我做了结肠镜检查，发现息肉癌变了，我是不是得了肠癌？我的肠镜病理报告上写着"肠管状腺瘤伴高级别上皮内瘤变，恶变（中分化管状腺癌）"。

先生，别着急。经过全面评估，您的病变目前局限于黏膜层，未侵犯黏膜下层，可能属于疾病早期。内镜下切除后可以暂时观察，定期复查即可，不需要太过担心。

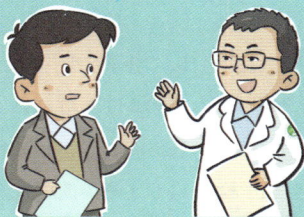

进一步询问病史得知，患者几年前做肠镜时已经发现这块息肉，但未切除，最终导致癌变。由此可见，早期处理结肠息肉能够有效避免癌变的发生。

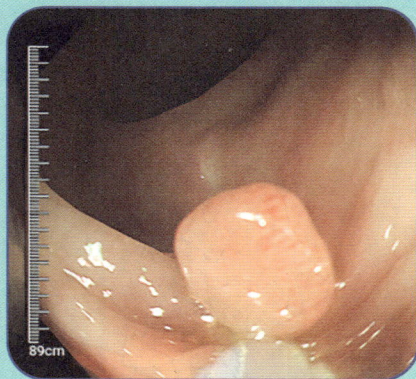

结肠息肉

黏膜层
黏膜肌层
黏膜下层
固有肌层
浆膜层

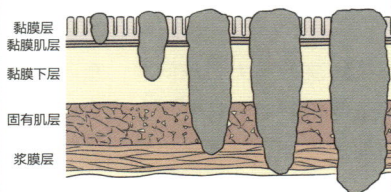

> 医生，最近半年我经常腹泻，吃止泻药后症状就会好转，所以一直没太在意。

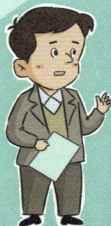

> 以后如果再有类似症状，一定要重视，尽早进行检查，避免延误病情。

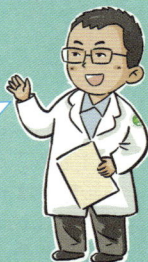

结直肠癌早期通常没有明显症状，很多患者因此错过了最佳治疗时机。部分患者可能出现便血、排便习惯改变等非特异性症状，但这些症状往往容易被忽视或误诊。

常先生通过电子结肠镜检查及时发现了早期癌变的息肉。电子结肠镜检查是结直肠癌筛查的"金标准"，能够直接观察肠道黏膜病变，并进行病理活检。

> 除了结肠镜，还有哪些结直肠癌早期筛查方法呢？

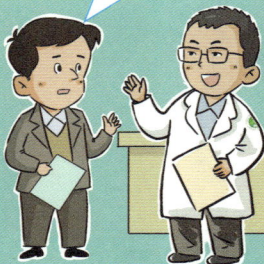

> 粪便免疫化学检测（FIT）是最简单的结直肠癌早期筛查手段。当然，还有一些方法也可以用于结直肠癌的早期筛查。

　　粪便隐血是结直肠癌早期筛查中常见的指标之一，但仅有 50% 的结直肠癌患者和 30% 的腺瘤患者粪便隐血试验呈阳性。粪便隐血试验免疫法具有较高的特异性，是一种简单、经济、无创且有效的检查方法，在结直肠癌的筛查和早期诊断中具有不可替代的作用。为提高粪便隐血试验的准确性和阳性检出率，应在粪便的不同部位多点采样，由检验人员统一进行免疫法检测，共检测 2 次，每次间隔 1 周。

　　粪便 DNA 检测，也称"多靶点 FIT-DNA"，主要通过检测粪便样本中的异常 DNA 来筛查结直肠癌。与粪便隐血检测相比，粪便 DNA 检测的敏感性更高，对高级别腺瘤的检出率也更高。研究显示，粪便 DNA 检测对结直肠癌的诊断灵敏度高达 92.3%。然而，由于其检测费用较高，通常不推荐作为普通人群的首选筛查方式。

我国结直肠癌常见筛查方式

筛查方法	降低发病率	降低死亡率	获益 - 风险比	我国普及程度	费用	适合我国伺机筛查	适合我国人群筛查
每年 1 次 FIT 检查	+	+++	+++	+++	+	+++	+++
每年 5~10 年 1 次高质量结肠镜检查	+++	+++	+++	+++	++	+++	++
每 1~3 年 1 次粪便 DNA 检测	/	/	/	+	++	++	++
乙状结肠镜检查	+++	+++	++	/	/	/	/
结肠 CT 成像技术	++	++	+	+	+++	+	/
结肠胶囊内镜检查	/	/	/	/	+++	+	/
血浆 Septin9 甲基化检测	/	/	/	+	++	+/-	/
粪便 M2-PK 检测	/	/	/	+	+	+/-	/

"+"表示推荐程度

　　对于没有高危因素的人群，建议定期接受结直肠癌普查。那么，结直肠癌的"普查"如何进行呢？普查通常分为两个阶段。第一阶段采用简单、无痛且价格低廉的化验方法进行筛查，例如粪便隐血试验（检测肉眼不可见的粪便中隐藏的血液）。由于许多因素可能导致隐血阳性（如肠道炎症、痔疮、上消化道疾病，甚至某些食物或药物等），因此一旦检测出粪便中存在"隐血"，就必须进入第二阶段，进行结肠镜检查以明确诊断。通过普查发现的结直肠癌中，"可治愈癌"的比例可达到 90% 以上。

我的父亲 50 多岁时得了肠癌，确诊后不久就去世了。我现在 40 多岁，又发现了息肉癌变，这种情况会不会遗传给我的孩子？

您的孩子属于结直肠癌发病的高危人群，需要尽早进行结直肠癌筛查。

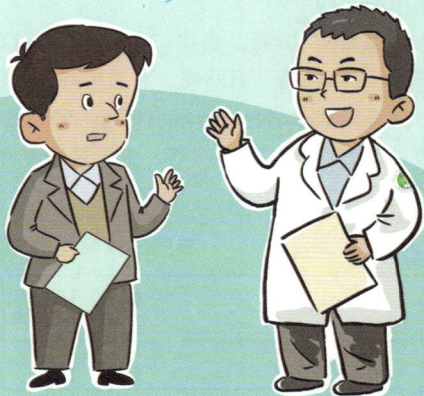

哪些人应该被列为结直肠癌发病的高危人群呢？

符合以下三个条件之一的人群属于高危人群。一级亲属有结直肠癌病史；本人有癌症史或肠息肉史；同时具备以下两项或两项以上情况：慢性便秘、慢性腹泻、黏液血便、不良生活事件史（如离婚、近亲属去世），以及慢性阑尾炎或阑尾切除史、慢性胆囊炎或胆结石史。

常先生听了我们的讲解，对结直肠癌的早筛早诊有了初步了解。他提到，他的孩子作为高危人群需要尽早进行结直肠癌筛查，那么他的妻子是否也需要尽早筛查呢？

这就引出了一个问题：是否所有人都需要进行结直肠癌的早筛早查？

根据我国人群筛查建议，通常将 50~75 岁作为目标年龄段。然而，对于 40~49 岁甚至更年轻的人群，尤其是无明显报警症状的人群（约占 40%），也应密切关注结直肠癌的流行病学趋势。对于有相关症状和体征的人群，筛查则不受年龄限制。

结直肠癌筛查流程图

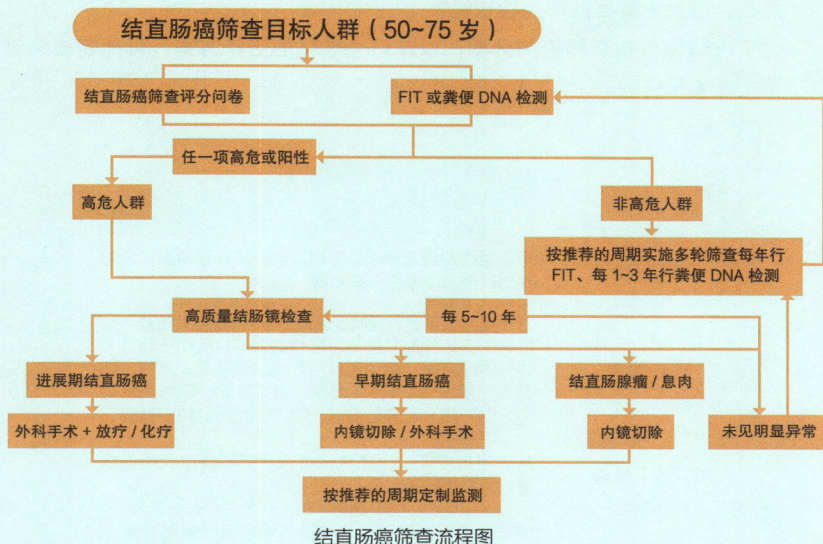

2023 年，常先生在诊室与我们的交流仿佛让他吃了一颗"定心丸"。2024年，他再次心情愉快地走进诊室，最近一次肠镜复查结果显示良好，没有新发的肠息肉。我们告诉他可以定期复查，患者对此感到非常高兴。从常先生的个人经历可以看出，早筛早诊是减少结直肠癌发病的最重要一环。

医生接诊记 2

您的病情可能相对较重，不属于早期，需要进一步完善相关检查以全面评估分期。

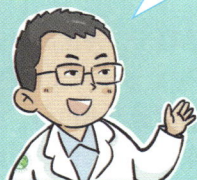

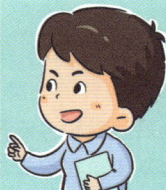

半个月前，我因为便血在当地医院做了结肠镜，结果显示升结肠距肛缘 71~75cm 处有一个占据约 1/2 管腔的不规则隆起，顶端有溃疡形成，导致管腔狭窄，肠镜通过困难。病理检查提示为腺癌。我现在还需要做哪些检查呢？

71

那么，钱女士需要做哪些检查呢？

为了准确评估结直肠癌的分期，以制订个性化的治疗方案，可能需要完善以下相关检查和化验。

小讲堂

相关检查和化验

CT 检查	可以明确肿瘤局部侵犯范围及淋巴结转移情况，同时评估其他部位是否存在转移。
MRI 检查	对于直肠癌患者，直肠或盆腔 MRI 检查至关重要，能够明确临床分期及肿瘤距肛缘的距离，有助于制订个体化治疗方案，避免过度治疗或治疗不足。此外，结直肠癌易发生肝转移，肝脏 MRI 是评估肝内病情最有效的手段，可通过肝脏 MRI 明确是否存在肝转移。
PET/CT 检查	从代谢角度评估全身转移情况，能够较全面明确病情，但费用较高。
体格检查	腹部触诊及直肠指诊是结直肠癌患者的重要检查手段，尤其是直肠指诊，对于直肠癌患者而言，是任何影像学检查都无法替代的，可有效与其他疾病进行鉴别诊断。
肿瘤标志物检测	如癌胚抗原（CEA）、糖类抗原 19-9（CA19-9）、糖类抗原 125（CA125）等，虽然阳性率较低且缺乏特异性，但在结直肠癌的监测和预后评估中仍具有一定的参考价值。
基因检测	随着新兴技术的发展，基因检测逐渐普及。通过完善基因检测，明确基因突变类型、HER2 及 PD-L1 表达情况以及微卫星状态，有望匹配到合适的靶向药物，有助于医生制订个体化治疗策略。

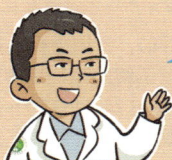

腹痛、便血、腹泻或便秘、体重下降等症状均是中晚期结直肠癌的常见症状，如果出现这些症状，一定要重视起来，及时就医，完善上述相关检查，避免延误病情。

钱女士入院后，我们为其进行了增强 CT 检查。结果显示，升结肠局部壁增厚，管腔狭窄，病变累及邻近的十二指肠降部，肠周可见多发稍大淋巴结，病变已侵犯后腹膜及肾前筋膜，但腹膜后和盆腔内未见明显肿大淋巴结。血清肿瘤标志物化验结果均在正常范围内。基于这些检查结果，我们为钱女士组织了多学科会诊，最终确定她的升结肠癌分期为 cT4bN1M0 ⅢC 期。

那么，如何对结直肠癌进行分期呢？目前，我们可以参考第 8 版 AJCC TNM 分期系统。

第 8 版 AJCC 结直肠癌分期

T_X	T 分期
T_X	原发肿瘤不能评估
T_0	原发肿瘤无证据
T_{is}	原位癌：局限于上皮内或侵犯黏膜固有层
T_1	肿瘤：侵犯黏膜下层
T_2	肿瘤：侵犯固有肌层
T_3	肿瘤：穿透固有肌层到达浆膜下层 或侵犯无腹膜覆盖的结直肠旁组织
T_4	肿瘤：侵犯腹膜脏层或侵犯或粘连于邻近器官或结构
T_{4a}	肿瘤：侵犯腹膜脏层（包括大体肠管通过肿瘤穿孔和肿瘤通过炎性区域连续浸润腹膜脏层表面）
T_{4b}	肿瘤：侵犯或粘连于其他器官或结构
N_X	N 分期
N_X	区域淋巴结不能评估
N_0	无区域淋巴结转移
N_1	1~3 个枚区域淋巴结转移（淋巴结内肿瘤最大直径 ≥ 0.2mm）或存在任何数量的肿瘤结节并且所有可辨识的淋巴结无转移
T_{1a}	1 个区域淋巴结转移
T_{1b}	2~3 个区域淋巴结转移
T_{1c}	浆膜下、肠系膜、无腹膜覆盖结肠 / 直肠周围组织内有肿瘤种植（TD），无区域淋巴结转移
N_2	≥ 4 个区域淋巴结转移
N_{2a}	4~6 个区域淋巴结转移
N_{2b}	≥ 7 个区域淋巴结转移
M_0	M 分期
M_0	无远处转移
M_1	远处转移
M_{1a}	远处转移局限于单个器官（如肝、肺、卵巢以及非区域淋巴结），但没有腹膜转移
M_{1b}	远处转移分布于一个以上的器官
M_{1c}	腹膜转移有或不伴其他器官转移

AJCC 第 8 版结直肠癌分期					
		N0	N1/N1c	N2a	N2b
Tis	0				
T1		I	ⅢA	ⅢA	ⅢB
T2		I	ⅢA	ⅢB	ⅢB
T3		ⅡA	ⅢB	ⅢB	ⅢC
T4a		ⅡB	ⅢB	ⅢC	ⅢC
T4b		ⅡC	ⅢC	ⅢC	ⅢC
M1a		ⅣA	ⅣA	ⅣA	ⅣA
M1b		ⅣB	ⅣB	ⅣB	ⅣB
M1c		ⅣC	ⅣC	ⅣC	ⅣC

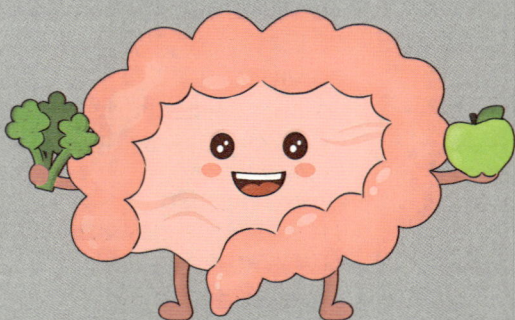

小讲堂

医生提醒

　　作为消化道肿瘤科的医生，提醒大家要密切关注自身的腹部症状和排便情况。如果出现异常，应尽早就医。对于高危人群，建议尽早进行早期筛查。一旦确诊为结直肠癌，也不必过于慌张，应及时前往正规医院完善相关检查，全面评估病情，并制订个体化的治疗方案。通过医患共同努力，我们可以有效降低结直肠癌的发病率和死亡率，为实现"健康中国"贡献力量！

第二节 结直肠癌的治疗

　　随着医疗技术的不断进步，结直肠癌的治疗水平也在不断提高。目前，结直肠癌的治疗方案因肿瘤的位置、分期、与邻近器官的关系以及是否发生转移等因素而有所不同。上述病例中，常先生通过内镜切除的方式，基本达到了治愈的效果。那么，钱女士应该采取何种治疗方式呢？除此之外，还有哪些治疗手段呢？

　　结直肠癌的治疗方法通常涉及多学科综合诊疗，需要综合考虑病变的分期、位置、患者的整体健康状况以及个体化需求，从而确定最适合的治疗方案。

小讲堂

手术治疗

　　手术切除仍然是结直肠癌的根治性治疗方法，尤其是对局限性肿瘤。手术治疗的目的是完全切除原发肿瘤及其周围的淋巴结，减少局部复发和转移的风险。具体的手术方法选择依赖于肿瘤的部位、大小及分期。

早期结直肠癌	● 对于早期结直肠癌，内镜下切除是一种有效的治疗方法。这种方法通过结肠镜等内镜设备，将肿瘤及其周围的部分正常组织切除，以达到根治的目的。 ● 内镜微创治疗具有创伤小、恢复快、并发症少等优点，因此被广泛应用于早期结直肠癌的治疗。
局部晚期结直肠癌	● 对于中晚期结直肠癌，通常需要外科手术辅助放疗及化疗、靶向治疗、中药及其他辅助支持治疗进行联合诊治。 ● 手术方法包括根治性切除手术，如开放手术或腹腔镜下的手术治疗。在手术中，需要仔细清除相关区域的淋巴结，结扎供养血管，并确保术中吻合肠管的确切性，以避免术后吻合口瘘的发生。 ● 对于伴有高危因素或淋巴结转移的结直肠癌，可能需要进行新辅助放化疗，即在手术前进行放疗和化疗，以缩小肿瘤体积、降低手术难度，并提高手术切除率和降低复发率。

　　常先生很幸运，他的结直肠癌在早期就被发现，并通过内镜下切除得到了及时治疗，从而避免了更严重的病情。然而，钱女士的情况有所不同。经过肿瘤科医生的专业评估，钱女士目前暂时不适合直接接受根治性手术治疗，这让她感到很沮丧。我们安慰她，如今医学发展非常迅速，在传统治疗手段的基础上，新兴的治疗手段如同雨后春笋般不断涌现，为像她这样的局部晚期结直肠癌患者带来了新的希望。钱女士向我们询问，除了手术之外，还有哪些治疗手段可供选择呢？

小讲堂

化疗治疗

　　化学治疗简称"化疗"是使用细胞毒性药物来杀死癌细胞或抑制其生长的一种治疗方法。在结直肠癌的治疗中，化疗通常作为手术后的辅助治疗或晚期患者的姑息治疗。

辅助化疗	对于Ⅱ期伴有高危因素以及Ⅲ期的结直肠癌，手术根治后需要用化疗进行巩固治疗。这有助于杀死手术过程中可能残留的癌细胞，降低复发风险。常用的化疗药物包括氟尿嘧啶类、奥沙利铂、伊立替康等，这些药物可以通过静脉输注或口服给药。
姑息化疗	对于晚期结直肠癌患者，化疗可以作为姑息治疗，以减轻症状、延长生存期。通常采用联合化疗方案，也需要根据患者年龄及体能状态，调整用药方案。

小讲堂

放射治疗

　　放射治疗简称"放疗"是使用高能射线来杀死癌细胞或阻止其生长的一种治疗方法。在结直肠癌的治疗中，放疗通常作为新辅助治疗或术后辅助治疗的一部分。

新辅助放疗	● 对于某些中晚期结直肠癌患者，新辅助放疗可以降低手术难度、提高手术切除率，并降低局部复发率。 ● 放疗通常与化疗联合使用，形成放化疗联合方案，以增强治疗效果。
术后辅助放疗	● 对于某些高危患者，如肿瘤侵犯邻近器官、淋巴结转移等，术后辅助放疗可以降低复发风险。

小讲堂

靶向治疗

靶向治疗是利用特定靶点药物来抑制肿瘤生长所需的特定分子靶点的一种治疗方法。在结直肠癌的治疗中，靶向治疗通常作为化疗的补充或替代方案。

抗 EGFR 抗体	如西妥昔单抗等抗 EGFR 抗体药物可以抑制 EGFR（表皮生长因子受体）的活性，从而抑制肿瘤细胞的生长和增殖。这些药物通常用于 *RAS* 野生型结直肠癌患者的治疗。
抗血管内皮生长因子抗体	如贝伐珠单抗等抗血管内皮生长因子抗体药物可以抑制血管内皮生长因子的活性，从而抑制肿瘤血管的形成和生长。这些药物在结直肠癌的治疗中具有广泛的应用价值。
其他靶向药物	除了抗 EGFR 抗体和抗血管内皮生长因子抗体外，还有其他一些靶向药物在结直肠癌的治疗中显示出良好的疗效。如 BRAF 抑制剂、MEK 抑制剂等，这些药物可以针对特定的分子靶点进行抑制，从而达到治疗肿瘤的目的。

小讲堂

免疫治疗

免疫治疗是近年来结直肠癌治疗的新兴的治疗方法之一，主要适用于微卫星不稳定（MSI-H）和错配修复缺陷（dMMR）的患者。

PD-1/PD-L1 抑制剂或 CTLA-4 抑制剂	• PD-1/PD-L1 抑制剂或 CTLA-4 抑制剂可以抑制肿瘤细胞的免疫逃逸机制，从而激活机体的免疫系统来杀死肿瘤细胞。这些药物在 MSI-H/dMMR 结直肠癌患者的治疗中显示出显著的疗效。
其他免疫疗法	• 除了 PD-1/PD-L1 抑制剂或 CTLA-4 抑制剂外，还有其他一些免疫疗法在结直肠癌的治疗中显示出良好的应用前景。 • 如 CAR-T 细胞疗法、肿瘤疫苗等，这些疗法通过激活机体的免疫系统来杀死肿瘤细胞，从而达到治疗肿瘤的目的。

多学科会诊模式

多学科会诊模式（MDT）是医学发展下的新型诊疗模式，以患者为核心，依托跨学科协作，为肿瘤患者制订精准个性化诊疗模式，打破肿瘤治疗局限性，告别"单兵作战"，使患者获得最大治疗收益。

结直肠癌 MDT 重点讨论内容

类型	结直肠癌 MDT 重点讨论内容
早期（息肉恶变）	1. 内镜　息肉大小、类型，内镜下切除可行性 2. 病理　分期，pTis 或 pT1，组织学特征（分化，有无血管 / 淋巴管浸润以及切缘） 3. 外科　若 pT1 且有不良组织学特征，手术切除范围及清扫程度
未发生严重并发症的 Ⅱ、Ⅲ 期结肠癌	1. 特殊辅助检查的必要性（如 PET/CT、MRI、头颅 CT 等） 2. 腹腔镜或开放手术的选择；CME 的必要性及技术要点 3. 特殊类型 CRC，如 MSI-H 是否行新辅助化疗
发生严重并发症（出血、梗阻）的 Ⅱ、Ⅲ 期结肠癌	1. 内镜下解除结肠梗阻或内镜下止血的可行性 2. 手术时机　急诊或择期 3. 手术方式　Ⅰ 期吻合或 Ⅱ 期吻合，结肠造口或预防性回肠造口 4. 术后辅助化疗是否必要及辅助化疗方案的选择
局部不可切结直肠癌（局部晚期）	1. 转化治疗方案的选择 2. 手术时机的选择 3. 手术方式的选择　单器官切除或联合器官切除
结直肠癌合并同时性肝（肺）转移病	1. 转移灶数目及是否可切除，原发灶是否可切除 2. 原发灶及转移灶均可切除，手术策略是同期切除还是分期切除 3. 原发灶可切除，转移灶不可切，转化策略是化疗局部治疗手段

　　在医生的建议下，钱女士接受了术前新辅助化疗。幸运的是，经过 4 次化疗后，肿瘤体积明显缩小。随后，组织了多学科会诊，一致认为此时是进行手术的最佳时机。于是，医生为钱女士实施了根治性手术，成功切除了肿瘤。术后，医生建议她再接受 4 次化疗以巩固疗效，钱女士也欣然同意了。

　　一年后，钱女士没有出现复发的迹象，身体恢复良好。她也重新投身于自己热爱的工作中，继续实现自己的人生价值。

治疗前　　　　　　　　治疗后

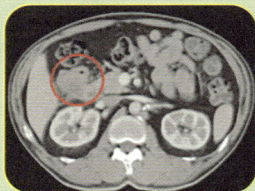
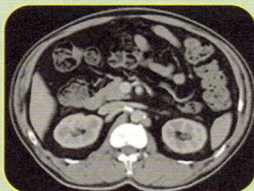
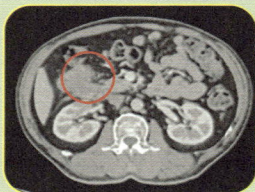
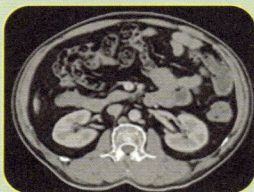

第三节 结直肠癌的康复及随访

对于常先生和钱女士这些结直肠癌患者来说，能够接受手术治疗无疑是幸运的。然而，手术并不代表治疗的结束，术后康复以及定期随访才是决定结直肠癌患者远期预后的关键因素。只有及时发现复发的苗头，才能避免肿瘤卷土重来。

在诊室里，常先生和钱女士都问了同一个问题："在饮食上需要注意什么呢？"饮食问题是所有结直肠癌患者都非常关心的。那么，结直肠癌患者究竟该吃什么以及该怎么吃呢？

饮食

结直肠癌患者的饮食应遵循清淡、易消化、营养均衡的原则，优先选择富含优质蛋白及维生素和矿物质的食物。建议采用蒸、煮、炖等健康的烹饪方式，避免使用过多的油脂和调味料。同时，应少食多餐，避免过饱。此外，还需要注意饮食卫生，避免食用刺激性食物，并严格戒烟、戒酒。

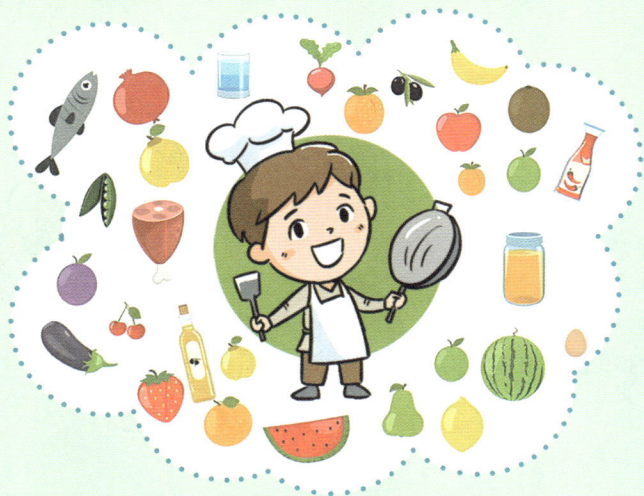

1 建议食用软烂易消化的食物，减轻肠道负担，饮食选择上以优质蛋白及新鲜果蔬为主。优先摄入鱼、虾等海鲜类，肉类及蛋类、牛奶，适量摄入海参、鲍鱼、蚕蛹等补品，多摄入新鲜蔬菜菜叶，豆类可以做成糊状食用。可以正常食用豆制品，如豆浆、豆腐。

2 避免食用油炸及难以消化的食物，如腌制品，未发酵面食，发黏的食物，如烤地瓜、黏豆包、打糕等；带馅的食物，如包子、饺子、馄饨等；粗纤维、长纤维的食物，如芹菜、韭菜、茼蒿、白菜帮子等；以及含茶多酚、咖啡因的饮品。

3 结肠癌患者如发生肠梗阻，待肠梗阻解除，恢复排气排便后，饮食应从流食逐渐向普食过渡，术后 1 个月内应以流食或半流食为主。流食主要为米汤、芝麻糊、藕粉、汤类等，每天 7 或 8 次，可配合肠内营养粉，保证营养摄入。半流食主食主要包括粥、烂面、蛋羹等，可加入肉泥、虾仁、鱼片等营养价值较高的食物，可适当摄入果泥、蔬菜泥等。注意一定要细嚼慢咽，每餐用餐时间超过半小时，仔细咀嚼减轻肠道负担。忌吃油腻食物及发物，少吃富含淀粉、膳食纤维以及产气的食物，如土豆、粉条、芋头、牛奶、豆浆、豆类、芹菜等。一旦再次发生停止排便排气的情况，要及时就医！

常先生反思自己的饮食习惯，过去常吃油腻食物，还吸烟、喝酒，饮食极不健康。听到我们的建议后，他决定开始养成良好的饮食和生活习惯。

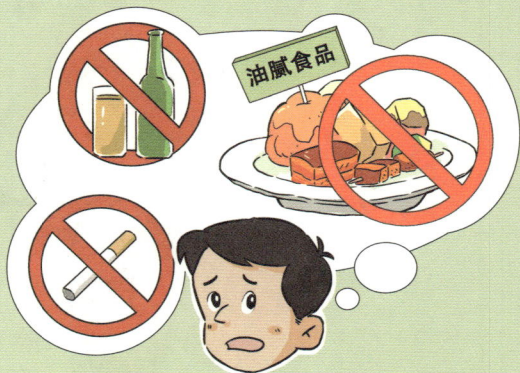

油腻食品

体能锻炼

体能锻炼是结直肠癌康复的重要组成部分。患者应根据自身情况，在医生的指导下进行适度的有氧运动，如散步、慢跑、骑自行车等。这些运动不仅能增强心肺功能，还能提高身体免疫力，促进术后恢复。此外，力量训练也是必不可少的，它可以帮助患者增强肌肉力量，提高身体的稳定性。

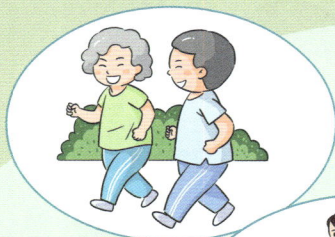

慢跑

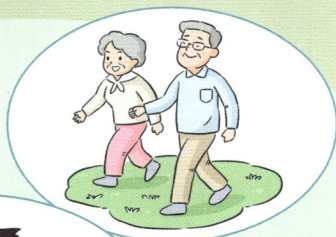

散步

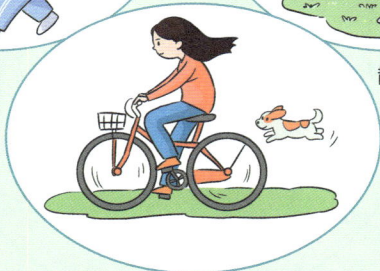

骑自行车

有氧运动	有氧运动，如散步、慢跑和骑自行车等，能够增强心肺功能，促进血液循环，有助于术后恢复。一般建议从低强度开始，逐渐增加运动强度和时间。
力量训练	力量训练有助于增强肌肉力量，提高身体稳定性，减少术后并发症。可以使用哑铃、弹力带等器械进行训练，但应注意避免过度训练导致肌肉拉伤或疲劳。

心理康复

在结直肠癌的治疗过程中，患者常常会经历焦虑、抑郁等情绪问题。心理康复是帮助患者调整心态、增强信心的重要手段。患者可以通过与家人和朋友交流、参加康复小组活动、接受心理咨询等方式来缓解情绪压力，从而保持积极乐观的心态。

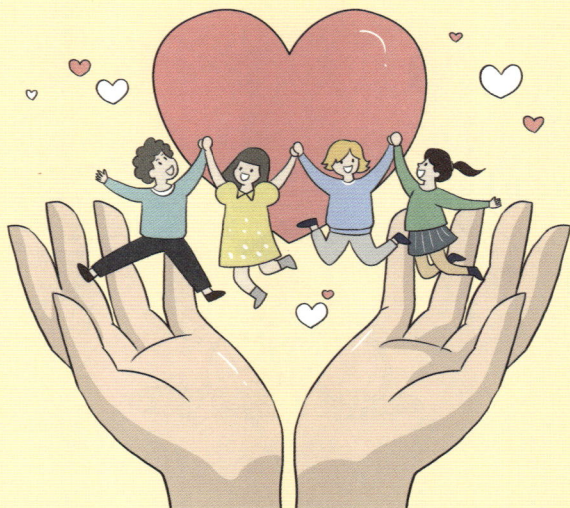

心理咨询	专业心理咨询师可以帮助患者识别和处理负面情绪，提供心理支持和应对策略。
社交活动	参加康复小组活动或与其他患者交流，有助于减轻孤独感和焦虑情绪，增强康复信心。
家庭支持	家人的关心和支持对于患者的心理康复至关重要。家人应多陪伴患者，鼓励其积极面对疾病，共同度过康复期。

造口护理

对于接受结肠造口术的患者来说，造口护理是康复过程中非常重要的一环。患者需要学会正确清洁和更换造口袋，保持造口周围皮肤的清洁和干燥，以防止感染。同时，要定期观察造口的情况，一旦发现异常，应及时就医。

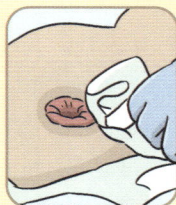
1. 清洁造口周围皮肤。

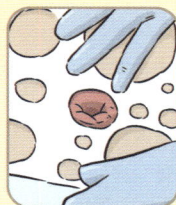
2. 测量造口。

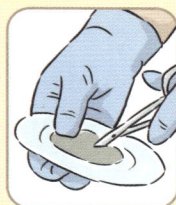
3. 裁剪底盘。

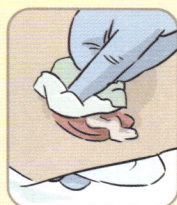
4. 使用保护膜。

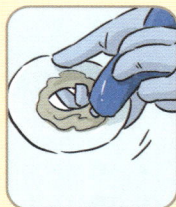
5. 涂防漏膏。

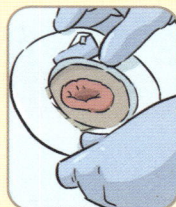
6. 贴底盘。

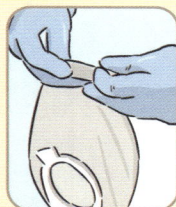
7. 夹闭造口袋。

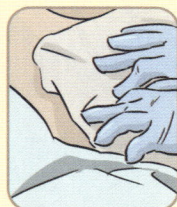
8. 轻捂固定。

清洁和更换造口袋	患者应掌握正确的清洁和更换造口袋的方法，保持造口周围皮肤的清洁干燥。
观察造口情况	定期观察造口颜色、形状和排泄物情况，如有异常应及时就医。
避免感染	保持造口周围皮肤的清洁干燥，避免使用刺激性物质或过度摩擦导致感染。

小讲堂

结直肠癌的随访策略

结直肠癌患者术后随访是确保治疗效果和及时发现复发或转移的关键。随访内容包括病史和体格检查、血液检查、影像学检查等，以便及时发现并处理异常情况。以下是根据公开发布的信息整理的随访方案，供临床参考。

病史和体格检查

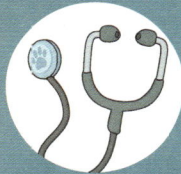

术后前 2 年，每 3~6 个月进行 1 次病史和体格检查。之后每 6 个月进行 1 次，持续至术后 5 年。5 年后，可每年进行 1 次。

血液检查

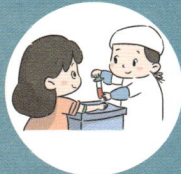

血液检查包括 CEA、CA19-9、CA125 等肿瘤标志物的监测。CEA 是监测结直肠癌术后复发或肝转移有效方法之一。尽管对于 CEA 的特异性以及能否作为复发早期诊断的标志物仍存在异议，但大多数学者认为，进展期患者 CEA 升高，术后仍不能恢复至正常水平，常预示预后不良。CEA 的升高常早于临床出现复发的症状 4~5 个月，它不仅能监测局部复发，也能提示肝、肺等处的远处转移。

- CEA 监测
  术后 2 年内，每 4~6 周测 1 次 CEA 值; 2 年后每 6 个月测 1 次。如 CEA 水平未降至正常水平或升高，须进一步检查。

- CA19-9、CA125 监测
  CA19-9 也是常用的肿瘤标志物之一，但其特异性相对较低。可根据临床情况选择性监测。

影像学检查

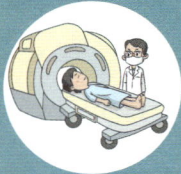

影像学检查包括 CT、MRI 检查等。这些检查有助于发现局部复发和远处转移灶。

- **CT 或 MRI 检查**
  术后前 2 年，每 3~6 个月复查 1 次 CT 或 MRI；之后每 6 个月复查 1 次，共 5 年；5 年后每年复查 1 次。CT 检查对于发现盆腔和远处转移灶具有较高的准确性。MRI 可用于评估肿瘤对周围组织的侵犯情况。

肠镜检查

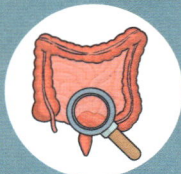

结肠镜检查是发现吻合口复发或异时性结直肠腺瘤或结直肠癌的重要手段。术后 1 年内进行首次肠镜检查，如有异常，则 1 年内复查；如未见息肉，3 年内复查；然后每 5 年进行 1 次。

- **结肠镜检查**
  术后 1 年内进行首次肠镜检查，如有异常，需要及时处理；如未见息肉，则按上述时间间隔进行复查。

- **息肉切除**
  随诊中如发现大肠腺瘤，均推荐切除。如术前肠镜未完成全结肠检查，建议在术后 3~6 个月内完成。

PET/CT 检查

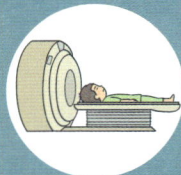

对于已有或疑有复发及远处转移的患者，可考虑 PET/CT 检查。经济条件允许的情况下，可增加随访次数。

PET/CT 不是常规推荐的检查项目，但对于已有或疑有复发及远处转移的患者，可考虑 PET/CT 检查。PET/CT 能够检验出或影像学排除复发转移，为临床决策提供重要依据。

在我们的治疗和帮助下，常先生和钱女士都获得了良好的生存效果，现在已经重新融入社会。他们深刻地意识到，乐观的心态能够帮助他们战胜病魔，而早期诊断、早期筛查以及规范的诊疗，能够为患者争取宝贵的时间，避免疾病进一步恶化。作为医生，我们希望与患者携手共进，共同面对疾病，为实现更美好的"健康中国"而努力。

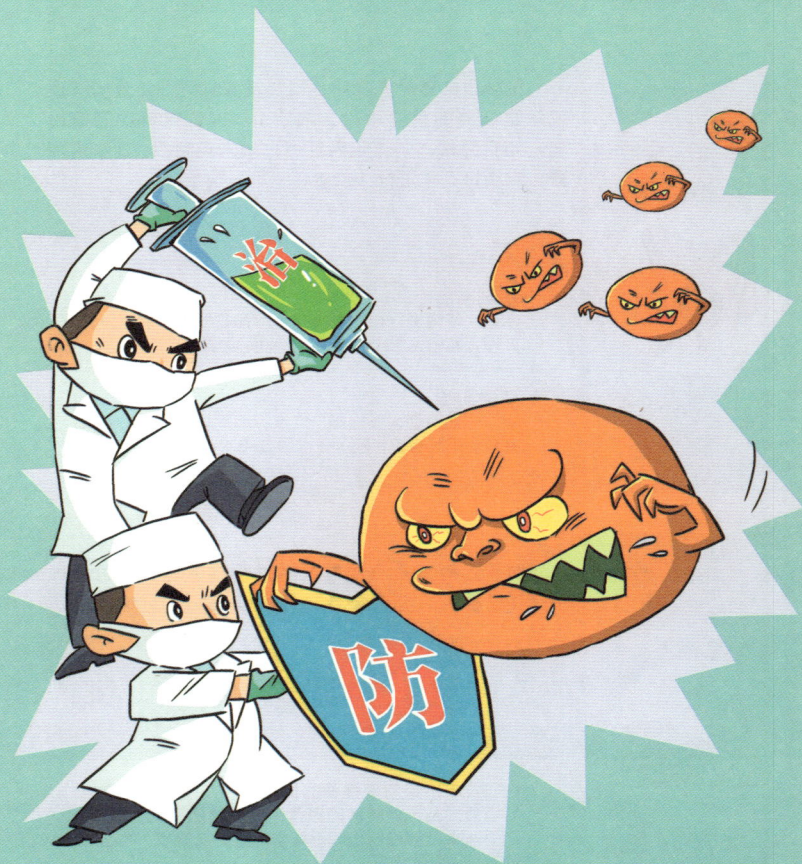

引导图——结直肠癌的筛查

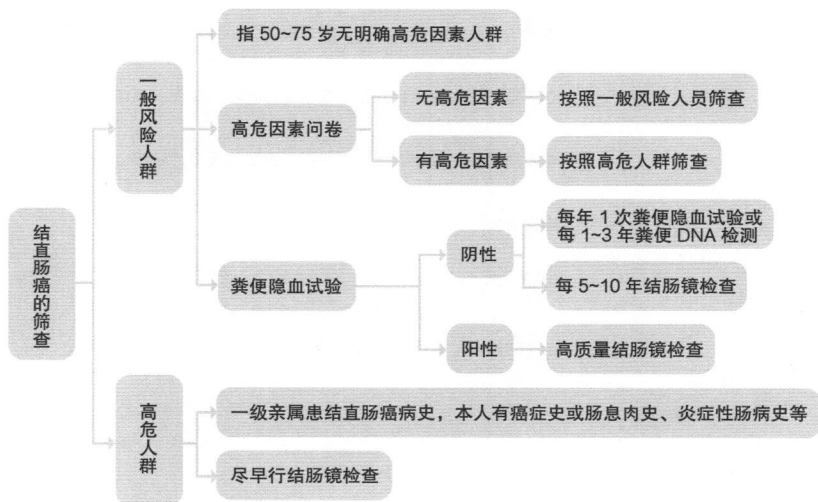

```
                              ┌─→ 指 50~75 岁无明确高危因素人群
                    一般      │
                    风险 ─────┤                    ┌─→ 无高危因素 ─→ 按照一般风险人员筛查
                    人群      │   高危因素问卷 ─────┤
                              │                    └─→ 有高危因素 ─→ 按照高危人群筛查
                              │
结直                          │                                  ┌─→ 每年 1 次粪便隐血试验或
肠癌                          │                    ┌─→ 阴性 ─────┤   每 1~3 年粪便 DNA 检测
的筛 ───────────┤             └─→ 粪便隐血试验 ─────┤             └─→ 每 5~10 年结肠镜检查
查                                                 │
                                                   └─→ 阳性 ─→ 高质量结肠镜检查
                    高危      ┌─→ 一级亲属患结直肠癌病史，本人有癌症史或肠息肉史、炎症性肠病史等
                    人群 ─────┤
                              └─→ 尽早行结肠镜检查
```

引导图——结直肠癌的诊断

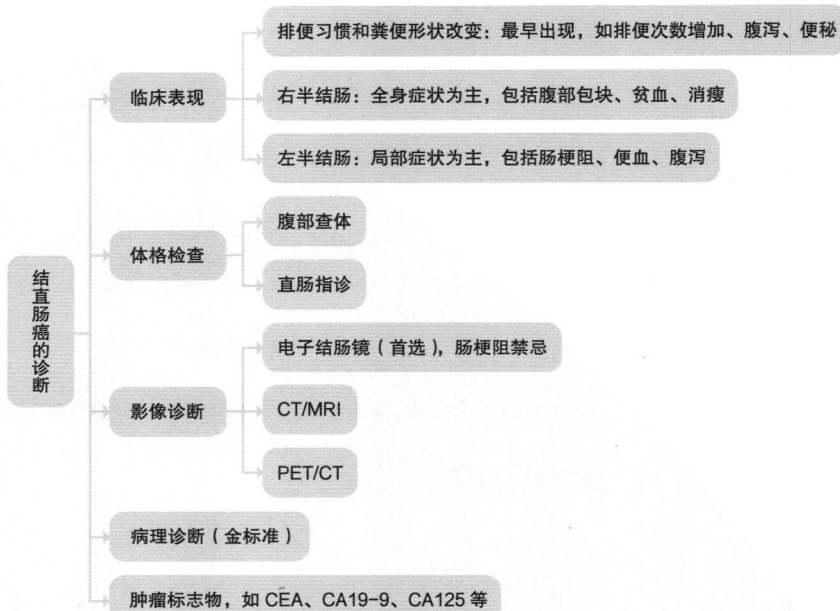

```
                    ┌─ 临床表现 ─┬─ 排便习惯和粪便形状改变：最早出现，如排便次数增加、腹泻、便秘
                    │           │
                    │           ├─ 右半结肠：全身症状为主，包括腹部包块、贫血、消瘦
                    │           │
                    │           └─ 左半结肠：局部症状为主，包括肠梗阻、便血、腹泻
                    │
                    │
结直肠癌的诊断 ──────┼─ 体格检查 ─┬─ 腹部查体
                    │           │
                    │           └─ 直肠指诊
                    │
                    │
                    ├─ 影像诊断 ─┬─ 电子结肠镜（首选），肠梗阻禁忌
                    │           │
                    │           ├─ CT/MRI
                    │           │
                    │           └─ PET/CT
                    │
                    ├─ 病理诊断（金标准）
                    │
                    └─ 肿瘤标志物，如 CEA、CA19-9、CA125 等
```

引导图——结直肠癌的治疗

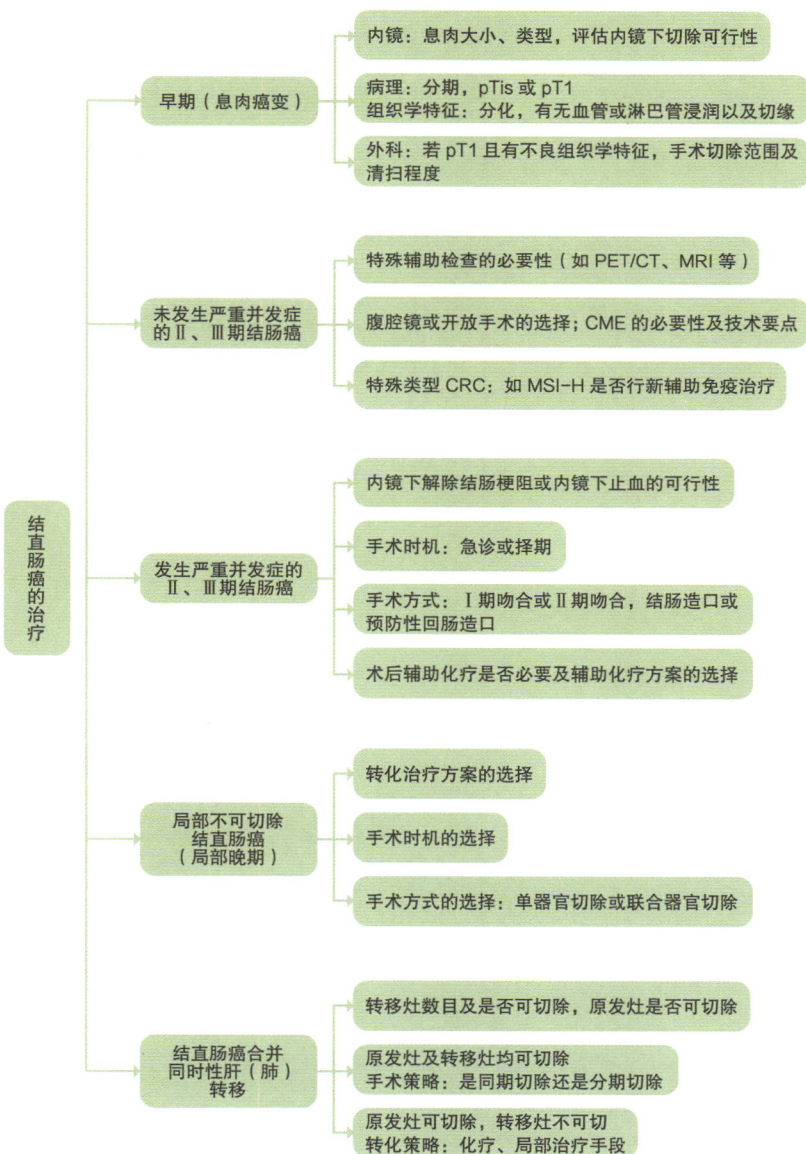

结直肠癌的治疗

- 早期（息肉癌变）
  - 内镜：息肉大小、类型，评估内镜下切除可行性
  - 病理：分期，pTis 或 pT1
    组织学特征：分化，有无血管或淋巴管浸润以及切缘
  - 外科：若 pT1 且有不良组织学特征，手术切除范围及清扫程度

- 未发生严重并发症的 Ⅱ、Ⅲ 期结肠癌
  - 特殊辅助检查的必要性（如 PET/CT、MRI 等）
  - 腹腔镜或开放手术的选择；CME 的必要性及技术要点
  - 特殊类型 CRC：如 MSI-H 是否行新辅助免疫治疗

- 发生严重并发症的 Ⅱ、Ⅲ 期结肠癌
  - 内镜下解除结肠梗阻或内镜下止血的可行性
  - 手术时机：急诊或择期
  - 手术方式：Ⅰ 期吻合或 Ⅱ 期吻合，结肠造口或预防性回肠造口
  - 术后辅助化疗是否必要及辅助化疗方案的选择

- 局部不可切除结直肠癌（局部晚期）
  - 转化治疗方案的选择
  - 手术时机的选择
  - 手术方式的选择：单器官切除或联合器官切除

- 结直肠癌合并同时性肝（肺）转移
  - 转移灶数目及是否可切除，原发灶是否可切除
  - 原发灶及转移灶均可切除
    手术策略：是同期切除还是分期切除
  - 原发灶可切除，转移灶不可切
    转化策略：化疗、局部治疗手段

引导图——结直肠癌的康复

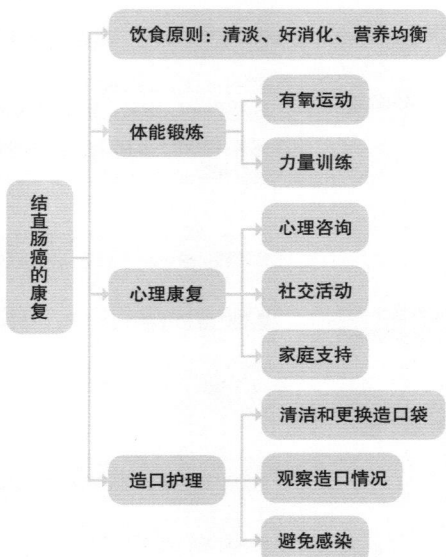

```
                                    ┌─ 饮食原则：清淡、好消化、营养均衡
                                    │
                                    │                  ┌─ 有氧运动
                                    ├─ 体能锻炼 ───────┤
                                    │                  └─ 力量训练
           结                       │
           直                       │                  ┌─ 心理咨询
           肠  ────────────────────┤                  │
           癌                       ├─ 心理康复 ───────┼─ 社交活动
           的                       │                  │
           康                       │                  └─ 家庭支持
           复                       │
                                    │                  ┌─ 清洁和更换造口袋
                                    │                  │
                                    └─ 造口护理 ───────┼─ 观察造口情况
                                                       │
                                                       └─ 避免感染
```

审稿专家

张敬东 教授

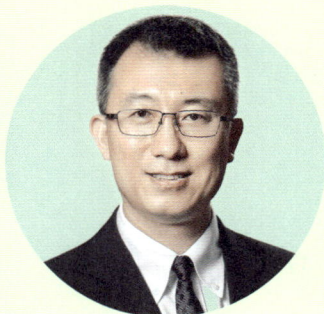

辽宁省肿瘤医院副院长，主任医师
辽宁青年名医、"兴辽英才计划"领军医学名家

● 辽宁省抗癌协会理事会　常务理事
● 辽宁省医学会肿瘤学分会　副主任委员
● 辽宁省医学会医学伦理学分会　副主任委员

从事肿瘤内科临床、科研和教学工作30余年，作为消化肿瘤内科学科带头人，对结直肠癌、胃癌、食管癌、肝胆胰肿瘤等常见恶性肿瘤的化疗、分子靶向治疗、免疫治疗及晚期肿瘤的姑息治疗具有极为丰富的临床工作经验。在临床工作中推行"全程、动态MDT"诊疗模式。为优化消化系统恶性肿瘤治疗策略发起多项临床研究，并作为分中心承担百余项国际及国内多中心临床研究项目。带领团队，以患者的身心康复及回归社会为目标，致力于实现患者的全生命周期关怀。

第四章

肝　　　癌

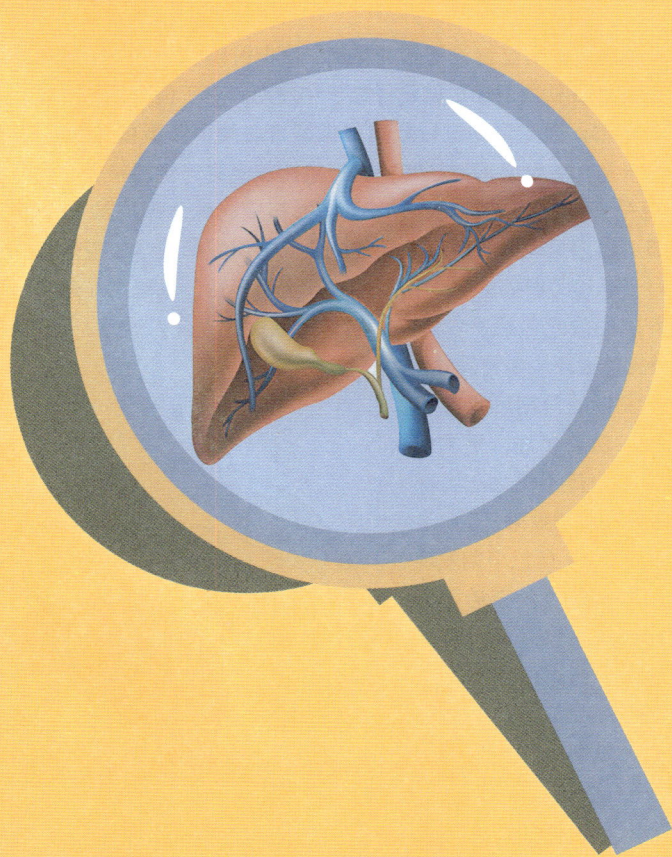

肝　癌

原发性肝癌是指发生在肝细胞或肝内胆管上皮细胞的恶性肿瘤，其发病率和病死率都很高。原发性肝癌包含肝细胞癌、肝内胆管癌和混合型肝细胞癌－胆管癌三种病理类型，其中肝细胞癌占 75%~85%，日常所说的"肝癌"大多指肝细胞癌。

统计显示，2022 年全球原发性肝癌新发病例为 86.52 万例，死亡病例达 75.79 万例，是全球第六大常见恶性肿瘤，也是第三大致死肿瘤病因。在我国，2022 年原发性肝癌新发病例高达 36.77 万例，其死亡率位列第二，仅次于肺癌。

目前，肝癌的防治是全世界面临的难题。早期肝癌患者往往缺乏典型临床表现，70% 的患者在初次就诊时就已经处于中晚期。对于慢性肝炎患者、肝硬化患者等高危人群，建议定期进行超声显像联合血清甲胎蛋白（AFP）检测。如果检查出现异常，患者必须前往专业医疗机构接受进一步的精确诊断。常用的诊断方法包括多种影像学检查，如 CT 增强扫描、磁共振成像（MRI）等，这些检查能够清晰地呈现肝脏病变的细节。此外，组织病理学检查是确诊肝癌的金标准。对于确诊为肝癌的患者，需要进行全面评估，以确定最适合个体的治疗方案。肝癌的治疗包括手术切除、局部消融治疗、介入治疗、靶向治疗、免疫治疗以及支持治疗（如营养支持、心理关怀等）。

对于筛查发现的早期肝癌患者来说，如果肝脏功能允许，手术切除肿瘤是重要的治疗手段之一，部分患者能够达到根治的效果，5 年生存率可达 60%~80%，所以早期发现和治疗对肝细胞癌患者的预后尤为重要。然而，肝癌一旦发展到晚期而失去手术机会，患者的生存时间通常仅有 6~20 个月。因此，早期发现、早期诊断和早期治疗对改善肝癌患者的预后十分关键。

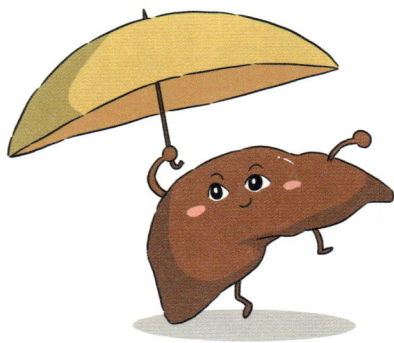

第一节 肝癌的诊断

肝癌是一种严重威胁生命健康的恶性肿瘤，早期诊断对提高患者生存率和改善预后极为关键。深入认识肝癌的诊断方法，特别是针对肝癌高危人群的早期筛查与精准诊断，是当前肝癌防治工作的关键所在。在本节中，我们将通过两位患者的就诊经历，详细阐述肝癌的诊断流程以及各种诊断方法的应用。

医生接诊记1

62岁的艾先生退休前是一名公务员，生活很规律，每年都会积极参加单位组织的体检。今年，除常规体检项目外，他还特意增加了肝脏超声和甲胎蛋白（AFP）检测。他很清楚肝癌在我国发病率较高且早期症状不明显，所以希望通过这些检查更全面地了解自己的肝脏状况。然而，彩超结果显示，肝脏左叶有一个2.2cm×2.0cm的不均质回声，而且检验结果表明AFP水平显著升高，疑似肝癌。艾先生得知这个消息后心情沉重，在家人的陪同下前往肝胆外科就诊。

> 您好！我是刘医生。听说您这次体检发现肝脏有些问题，能详细和我说说情况吗？

> 您先别急。肝癌的发生与多种因素相关。

> 刘医生，我这次体检做了肝脏超声和AFP检测，结果显示肝脏左叶有一个2.2cm×2.0cm的低回声结节，AFP水平也升高了，怀疑是肝癌。我平时生活规律，偶尔喝些酒，饮食方面也很注意，我是患了肝癌吗？

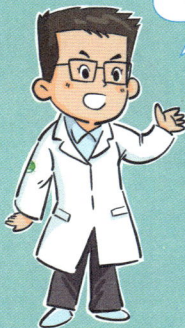

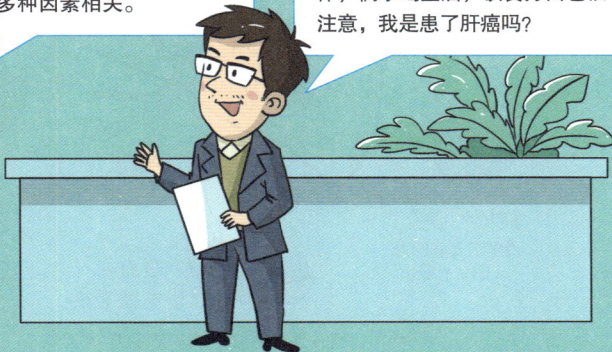

在我国，肝癌最主要的危险因素是慢性乙型肝炎病毒（HBV）和丙型肝炎病毒（HCV）感染。长期的病毒感染会导致肝脏慢性炎症，进而增加患癌风险。此外，肝硬化也是肝癌的重要诱因，如酒精性肝硬化、非酒精性脂肪性肝硬化等。

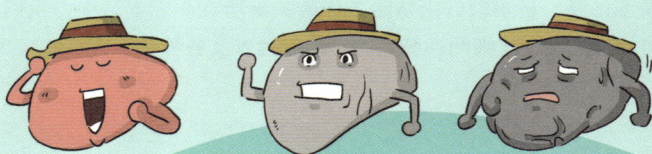

肝炎　　　　肝硬化　　　　肝癌

肝癌三部曲

如果男性每日饮酒折合乙醇量超过 40g［相当于白酒（50%VOL）］，女性超过 20g，且饮酒史超过 10 年，患肝癌的风险会显著升高。另外，食用被黄曲霉毒素污染的食物、有肝癌家族史、长期熬夜或过度劳累等，也会增加患病风险。随着年龄增长，尤其是 40 岁以上，肝癌的发病率会逐步上升，男性的发病率也相对较高。

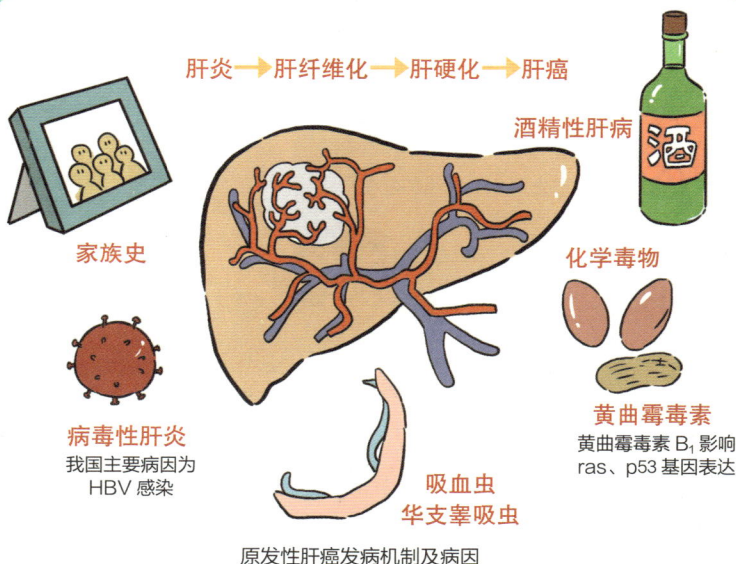

肝炎→肝纤维化→肝硬化→肝癌

酒精性肝病

家族史

化学毒物

病毒性肝炎
我国主要病因为
HBV 感染

黄曲霉毒素
黄曲霉毒素 B_1 影响
ras、p53 基因表达

吸血虫
华支睾吸虫

原发性肝癌发病机制及病因

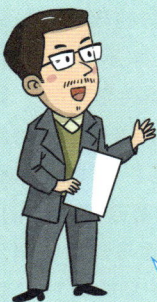

要想早期发现肝癌，筛查无疑是重中之重。筛查手段多种多样，主要包括血清学检查和影像学检查。

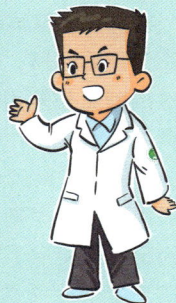

刘医生，您这么一说，我想起来了。我多年前体检的时候，就查出乙型肝炎表面抗原阳性，可当时身体没什么不舒服，检查也没其他特殊情况，就没在意，也没有按照医生的建议进行抗病毒治疗。难道就没有什么办法能提前发现肝癌的迹象吗？

小讲堂

肝癌的检查

血清学检查	如 AFP 检测，是目前肝癌诊断中极为重要的肿瘤标志物，还有异常凝血酶原、甲胎蛋白异质体等，对肝癌的早期诊断具有重要辅助作用。乙肝五项及乙型肝炎病毒 DNA 定量检测，可明确是否感染乙型肝炎病毒以及病毒复制活跃程度。丙型肝炎抗体及丙型肝炎病毒 RNA 检测则用于筛查丙型肝炎感染情况。
影像学检查	肝脏超声检查是常用的筛查方法，能够初步发现肝脏内的结节或肿块，操作简便、无创、费用相对较低。CT 检查，尤其是多层螺旋 CT 增强扫描，能够清晰地显示肝脏肿瘤的大小、形态、位置以及与周围组织的关系，对于肝癌的诊断和鉴别诊断具有关键意义。MRI 检查，其对肝脏病变的分辨率较高，在发现微小肝癌以及鉴别肝脏良恶性病变方面具有独特优势。

注意！

对于高危人群，例如乙型肝炎或丙型肝炎病毒携带者、肝硬化患者、有肝癌家族史者等，建议至少每 6 个月进行 1 次肝癌筛查。筛查方法主要包括血清 AFP 检测联合肝脏超声检查。若发现异常，则进一步通过 CT 增强扫描或 MRI 等检查进行精准诊断。

其实，国家早就针对肿瘤的早诊早治提出了三级预防的理念。一级预防着重于病因预防，主要针对慢性乙型肝炎患者等高危人群开展肝癌的监测，通过控制乙型肝炎病毒感染（如抗病毒治疗），倡导健康生活方式（如合理饮食、避免酗酒、规律作息），减少黄曲霉素暴露等措施，降低肝癌的发病风险。二级预防聚焦于早期发现、早期诊断和早期治疗，借助上述的筛查方法，在肝癌尚处于早期阶段便及时察觉并予以干预，从而显著改善患者的预后。三级预防则侧重于对肝癌患者进行综合治疗后的康复管理与随访监测，旨在提高患者的生活质量、延长生存期，并及时发现肿瘤复发或转移以便再次治疗。

肝细胞癌的三级预防及目标人群

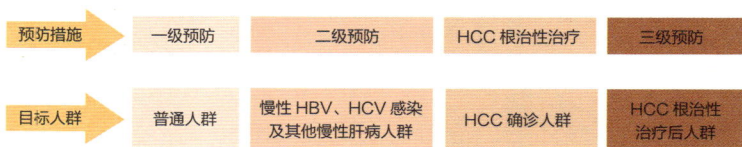

预防措施	一级预防	二级预防	HCC 根治性治疗	三级预防
目标人群	普通人群	慢性 HBV、HCV 感染及其他慢性肝病人群	HCC 确诊人群	HCC 根治性治疗后人群

医生接诊记2

在日常门诊工作中，医生们常常会碰到各种情况的肝癌患者。就像艾先生，是在常规体检时发现肝癌的；而 62 岁的李先生是因为皮肤和巩膜逐渐发黄、尿液颜色加深、粪便颜色变浅等症状前来就诊的。询问病史后了解到，李先生有长达 30 多年的慢性乙型肝炎病史，但一直没有进行规律的抗病毒治疗，而且长期大量饮酒，平均每天饮酒折合乙醇量约 60g。早在 3 个月前，李先生就开始出现右上腹隐痛不适的症状，刚开始疼痛比较轻微，他没太在意。后来疼痛逐渐加重，变成持续性胀痛，还向右肩部放射。同时，他感觉身体乏力，食欲减退，短短两个月体重就下降了约 8kg。进一步的检查结果也不乐观，彩超显示肝脏体积增大、形态失常，肝右叶有巨大占位性病变，大小约 10.0cm×12.0cm，边界模糊不清，内部回声不均匀，多个结节相互融合，周边和内部血流丰富。门静脉主干内径增宽到 1.5cm，并且内部有实质性回声填充，提示门静脉癌栓形成。为了进一步诊治，他来到了刘医生的诊室。

我从 3 个月前开始，就感觉右上腹隐隐作痛。刚开始没太当回事，可后来疼痛越来越严重，变成了持续性的胀痛，还会向右肩部放射呢。最近我还觉得浑身乏力，食欲也很差，体重都下降 8kg 了。我是不是患了肝癌呀？

目前根据您的病史和出现的症状来看，考虑是肝癌。肝癌的临床表现多种多样，早期可能没有明显症状，不过随着病情发展，会出现右上腹的肝区疼痛，这是肝癌最常见的症状，多数表现为持续性胀痛或者钝痛，如果病变侵犯膈肌，疼痛还会牵涉右肩或者右背部，一旦肝癌结节破裂，就会引发剧烈腹痛，甚至休克。

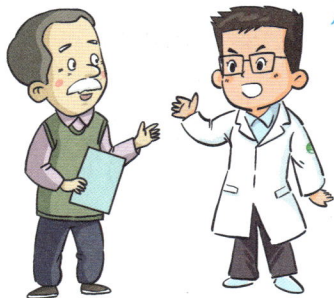

彩超提示的肝大也是肝癌的常见体征，肝脏会进行性增大，质地坚硬，表面凹凸不平，有结节，按压时伴有疼痛，严重时可导致上腹局部隆起或者膈肌抬高。黄疸通常在晚期出现，可能是肿瘤压迫或者肝功能较差引起的。

　　还有些患者会出现全身性表现，如进行性消瘦、发热、食欲缺乏、乏力、营养不良和恶病质等，部分患者甚至会以转移灶症状为首发表现。此外，还可能有伴癌综合征，如自发性低血糖症、红细胞增多症等。

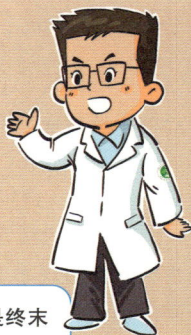

　　同时，肝癌还可能引发一系列相关并发症，肝性脑病是终末期最严重的并发症，预后极差；上消化道出血约占肝癌死亡原因的 15%，与食管胃底静脉曲张、门静脉高压性胃病等密切相关；肝癌结节破裂出血会在约 10% 的患者身上发生，出血可局限于肝包膜下或者破入腹腔，从而导致疼痛、休克等严重后果。就像"既往肝炎肝硬化，近来肝痛肝肿大"这句话所描述的，这些症状和体征对肝癌的诊断有着重要的提示作用。

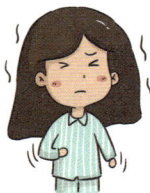

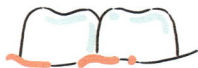

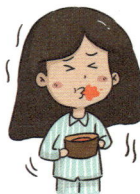

　　肝癌发病隐匿，早期难察觉。随着病情进展，后期可出现肝区疼痛、腹胀、食欲不振、恶心呕吐等消化道症状，以及牙龈出血、皮肤瘀斑、黑便、呕血等出血表现。还可能出现发热，大多数为持续低热。

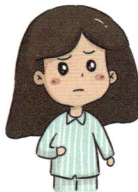

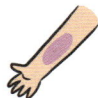

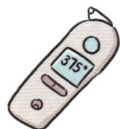

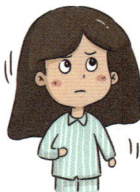

刘医生，这么说我就是患了肝癌吗？还需要做什么检查来确诊呢？

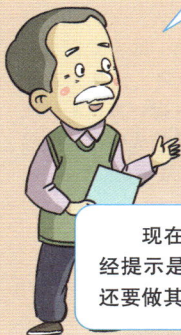

从您目前的彩超结果和病史来看，是考虑肝癌，但还需要进一步完善增强 CT 和增强 MRI 检查，这样才能明确诊断以及确定肿瘤的分期。

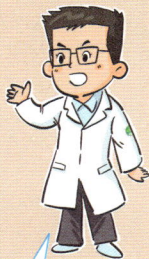

现在彩超和验血都已经提示是肝癌了，为什么还要做其他检查呢？

很多患者和家属也都有这方面的疑惑，那我就介绍一下肝癌常用的检查方法及其作用吧。

首先是影像学检查。大多数患者会先进行超声检查，这是临床上应用极为广泛的肝脏影像学检查手段，能够在早期敏感地检测出肝内占位性病变。并且，超声造影检查在手术过程中的应用价值也不容小觑，可以敏感地检测出隐匿性小病灶，实时引导局部治疗，术后还能用于评估肝癌局部治疗的效果等。

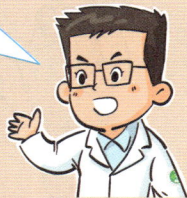

当肝脏超声出现异常时，动态增强 CT、增强 MRI 扫描就成了明确肝癌诊断的首选影像学检查方法。其中，肝脏动态增强 MRI 对直径 ≤ 2.0cm 肝癌的检测和诊断能力优于动态增强 CT。在评估肝癌是否侵犯门静脉、肝静脉主干及其分支，以及腹腔或腹膜后间隙淋巴结转移等方面，动态增强 MRI 同样比动态增强 CT 更具优势。而且，增强 MRI 中的肝细胞特异性 MRI 对比剂（钆塞酸二钠）能够更好地识别小肝癌。肝癌影像学诊断的主要依据是动态增强扫描的"快进快出"强化方式。

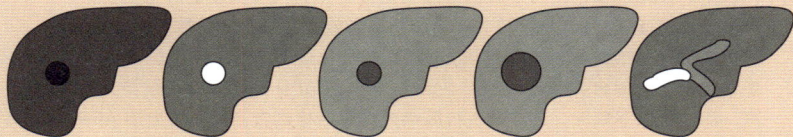

| 肿瘤样外观 | 动脉期富血供强化 | 门脉期低密度（廓清） | 每年直径增加5mm | 静脉内瘤栓 |

肝癌的主要影像学特征

那么，做了增强 CT 和增强 MRI 检查就能确诊了吗？

除了上述几种检查方法之外，数字减影血管造影（DSA）、核医学影像学检查，包括正电子发射计算机断层成像、单光子发射计算机断层成像、正电子发射计算机断层磁共振成像，这些检查也有助于对肝癌进行分期和疗效评价。

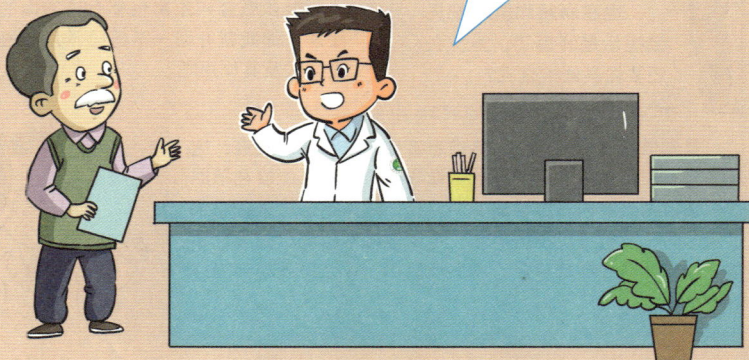

按照我国《原发性肝癌诊疗指南（2024 年版）》推荐的诊断标准，对于有 HBV 或 HCV 感染，或有任何原因导致肝硬化的患者，只要满足下面两项中的任意一项，就可以临床诊断为肝癌：①有两项典型的肝癌影像学特征（动态增强 CT、多参数 MRI、超声造影或者肝细胞特异性对比剂 Gd EOB DTPA 增强 MRI），并且病灶直径 ≤ 2cm；②有一项典型的肝癌影像学特征，同时合并病灶直径 > 2cm 或者血清 AFP 升高，特别是持续升高。而对于以下情况，则应该进行肝病灶穿刺活检或者密切随访血清 AFP 以及影像学改变来明确诊断：①病灶直径 ≤ 2cm，没有或者只有一项典型的肝癌影像学特征；②病灶直径 > 2cm，没有典型的肝癌影像学特征。

因此，血清学检查也十分重要，其中血清 AFP 是当前诊断肝癌和进行疗效监测时常用且重要的指标。一般来说，血清 AFP ≥ 400μg/L 时，在排除妊娠、慢性或活动性肝病、生殖腺胚胎源性肿瘤以及其他消化系统肿瘤后，高度提示肝癌。而对于血清 AFP 轻度升高的情况，则需要结合影像学检查或者进行动态观察，并且与肝功能变化对比分析，这样才有助于诊断。异常凝血酶原（PIVKA-Ⅱ或 DCP）、血浆游离微小核糖核酸（microRNA）和血清甲胎蛋白异质体（AFP-L3）也可作为肝癌早期诊断的标志物，对于血清 AFP 阴性的人群而言意义尤其重大。

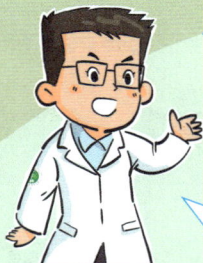

当然，肝组织活检仍然是确诊肝癌的"金标准"。常用的活检方法有经皮肝穿刺活检、腹腔镜下肝活检和手术切除活检等。其中，经皮肝穿刺活检是在超声或 CT 引导下进行的，操作相对简便，并发症较少，是临床上比较常用的活检方法。病理检查的意义不仅在于能够明确肿瘤的组织学类型和分化程度，还能检测肿瘤细胞分子标志物的表达情况，从而为肝癌的诊断、治疗以及预后评估提供最准确的依据。

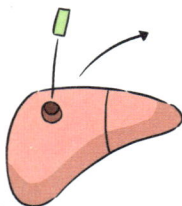

穿刺活检示意图

肝癌分期对于治疗方案的选择和预后评估极为关键。国际上常用的分期系统有 BCLC、TNM 等，我国结合自身国情制定了中国肝癌分期方案（CNLC），该方案主要依据患者的体力状态、肿瘤特征以及肝功能状况进行分期。同时，我国也制定了肝癌的临床诊断标准及路线图。

您刚才说的通过检查来判断分期是什么意思？

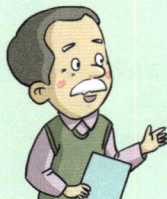

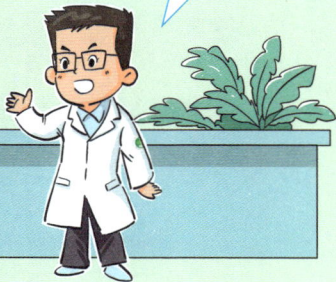

肝癌高危人群（US+AFP）/6 月

发现结节 ← → 无结节

≤ 1cm　　1~2cm　　> 2cm　　AFP（+）　AFP（-）

MRI/CT/CEUS 至少 1 项 + EOB-MRI 同时有肝癌的典型表现

至少 2 项影像学检查有肝癌的典型表现（MRI/CT/CEUS/EOB-MRI）

至少 1 项影像学检查有肝癌的典型表现（MRI/CT/CEUS/EOB-MRI）

是　　　否　　　否　　　是　　　否

血液学分子标志物 + 影像学随访 /2~3 月

穿刺活检

有结节

无结节

保持不变　病灶增大　　排除肝癌　明确诊断　不能明确

按病灶大小进入相应诊断的流程必要时穿刺活检

血液学分子标志物 + 影像学随访 /2~3 月

按病灶大小进入相应诊断的流程必要时穿刺活检

血液学分子标志物 + 影像学随访 /2~3 月

诊断肝癌，进入治疗流程

（US+AFP）/6 月进入流程

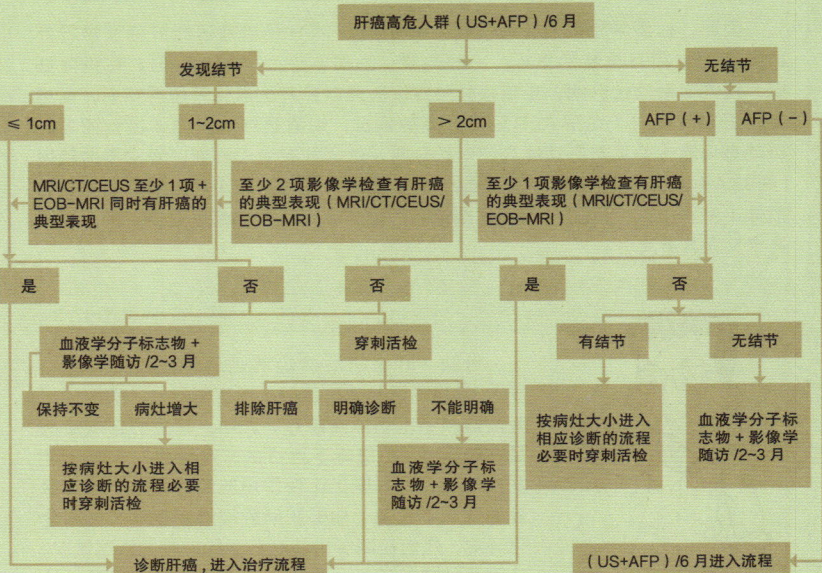

《原发性肝癌诊疗指南（2024 年版）》

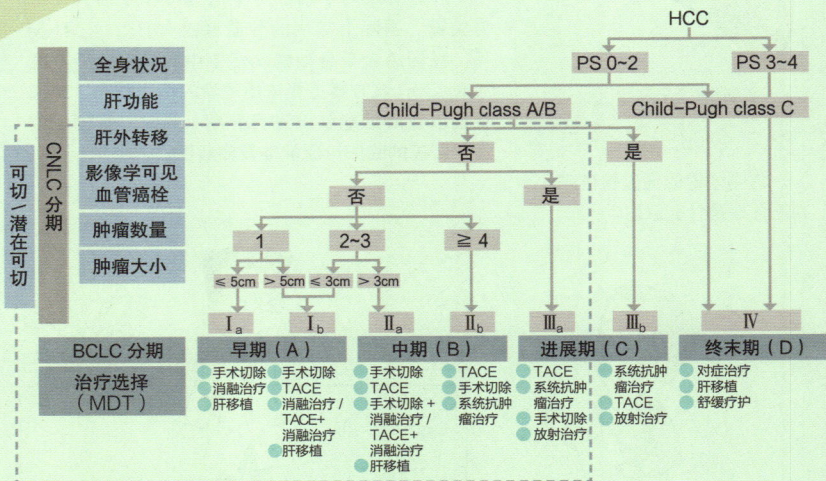

HCC

PS 0~2　　　　PS 3~4

Child-Pugh class A/B　　Child-Pugh class C

CNLC 分期	全身状况						
	肝功能						
	肝外转移	否			是		
	影像学可见血管癌栓	否			是		
	肿瘤数量	1	2~3	≥ 4			
	肿瘤大小	≤ 5cm　> 5cm	≤ 3cm　> 3cm				
		I_a　I_b	II_a　II_b	III_a	III_b	IV	
BCLC 分期		早期（A）	中期（B）	进展期（C）		终末期（D）	
治疗选择（MDT）		●手术切除 ●消融治疗 ●肝移植	●手术切除 ●TACE ●消融治疗 / TACE+消融治疗 ●肝移植	●手术切除 ●TACE ●手术切除 + 消融治疗 / TACE+ 消融治疗 ●肝移植	●TACE ●系统抗肿瘤治疗	●TACE ●系统抗肿瘤治疗 ●手术切除 ●放射治疗	●系统抗肿瘤治疗 ●肝移植 ●TACE ●放射治疗
						●对症治疗 ●肝移植 ●舒缓疗护	

可切 / 潜在可切

中国肝癌分期方案

第二节 肝癌的治疗

当被诊断为肝癌后，该如何治疗呢？本节将围绕肝癌的治疗展开论述。肝癌治疗的特点是多学科参与、多种治疗方法并存，常见的治疗方法包括肝切除术、肝移植术、消融治疗、血管内介入治疗、放射治疗、系统性抗肿瘤治疗以及中医药治疗等多种手段。各种治疗手段都有其独特的优势和局限性，而且适应证相互重叠。治疗决策应以指南和高级别循证医学证据为基础，同时也要兼顾各个领域的最新进展和研究成果，而单一学科对其他领域治疗方法的知识更新可能存在局限性和滞后性。因此，肝癌的诊疗必须重视多学科诊疗团队之间的沟通与合作，以确保为患者选择最适宜的治疗方案。

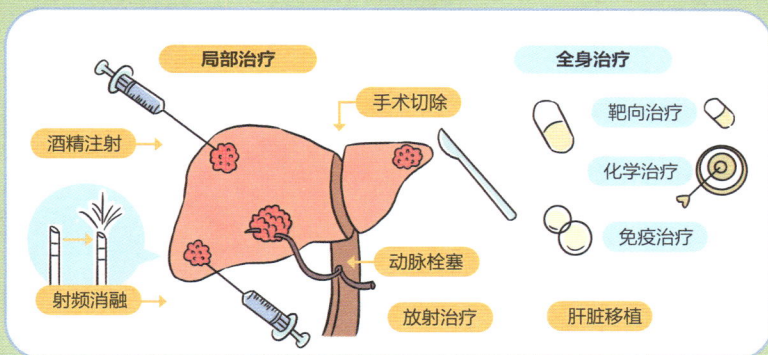

局部治疗

手术切除

酒精注射

射频消融

动脉栓塞

放射治疗

全身治疗

靶向治疗

化学治疗

免疫治疗

肝脏移植

肝癌治疗策略

小讲堂

肝癌手术切除的基本原则

对于早期肝癌患者，若不存在血管侵犯与肝外转移的情况，可根据肿瘤的大小、数量和位置等因素，选择手术切除、消融治疗或者肝移植术。按照《原发性肝癌诊疗指南（2024版）》，肝癌手术切除的基本原则如下。

彻底性	将肿瘤完整切除，确保切缘无残留肿瘤。
安全性	保留足够且有功能的肝组织（具备良好血供以及良好的血液和胆汁回流），以此保证术后肝功能能够代偿，减少手术并发症并降低死亡率。

所以，术前要全面评估患者的全身状况、肝脏储备功能以及肝脏肿瘤情况（分期与位置）。通常采用美国东部肿瘤协作组提出的功能状态评分（ECOG—PS）来评估患者的全身情况；运用肝功能 Child-Pugh 评分、吲哚菁绿（ICG）清除试验、瞬时弹性成像测定肝脏硬度或者 MELD 评分，对肝脏储备功能状况进行评价。如果预期保留的肝脏组织体积较小，就采用 CT、MRI 或者肝脏三维重建测定剩余肝脏体积（FLR），并计算 FLR 在标准化肝脏体积（SLR）中所占的百分比。一般而言，肝功能 Child-Pugh A 级、ICGR-R15 < 30% 是实施手术切除的必要条件；FLR 必须占 SLR 的 40% 以上（对于伴有慢性肝病、肝实质损伤或者肝硬化的患者）或者 30% 以上（对于无肝纤维化或者肝硬化的患者），这同样是实施手术切除的必要条件。

Child-Pugh 评分标准			
临床生化指标	1分	2分	3分
肝性脑病 / 级	无	1~2	3~4
腹水	无	轻度	中、重度
总胆红素 /（μmol·L^{-1}）	< 34	34~51	> 51
白蛋白 /（g·L^{-1}）	> 35	28~35	< 28
PT 延长 /s	1~3	4~6	> 6

分级结果	
A 级（5~6 分）	肝功能代偿良好，适合常规手术
B 级（7~9 分）	中度肝功能损害，手术风险增加，需要进行个体化评估
C 级（10~15 分）	失代偿期肝硬化，手术禁忌或需要紧急干预（如肝移植）

医生接诊记 1

艾先生住院后，我们对他进行了全面的身体评估，包括心肺功能和是否有远处转移等情况。通过 Child-Pugh 分级和吲哚菁绿（ICG）清除试验，评估了他的肝脏储备功能，以预测他对手术的耐受性。在治疗方面，给予了保肝药物和恩替卡韦抗病毒治疗，以降低病毒载量。经过科室及院内多学科团队的会诊，鉴于患者的肿瘤位于肝左叶外下段，大小约为 2.4cm×3.0cm×2.9cm，且肝功能尚可，无明显血管侵犯及远处转移，考虑可以采取手术切除或消融治疗。

刘医生，现在检查都已经做完了，下一步应该怎么治疗呢？

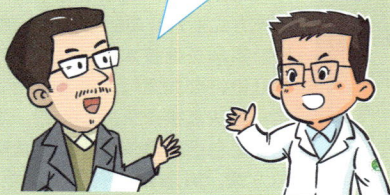

随着医学技术的进步，肝癌手术切除的方式有很多，主要包括以下几种：规则性肝叶切除术、不规则性肝切除术、肝移植术、腹腔镜肝切除术以及机器人辅助肝切除术。

机器人辅助的手术，是由机器人来做手术吗？

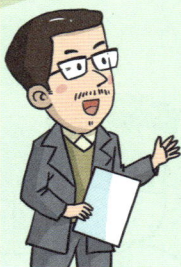

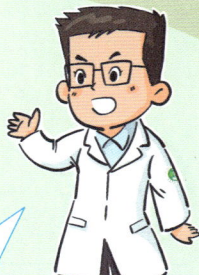

对于您这样的早期肝癌患者，肿瘤位置合适且肝功能良好，机器人辅助腹腔镜下肝切除术是一个很好的选择。这种手术的操作器械灵活精准，机械臂可以模拟人手腕的动作，在狭小的空间内进行精细操作，能够减少血管和胆管的损伤风险，降低出血、胆瘘等并发症的发生率。高清的三维视野可以清晰地呈现肝脏及肿瘤的解剖结构，有助于精准判断肿瘤边界与周围重要结构的关系，实现更彻底的肿瘤切除，同时避免损伤周围的正常组织，提高手术的根治性。此外，这种手术切口小、恢复快、住院时间短。

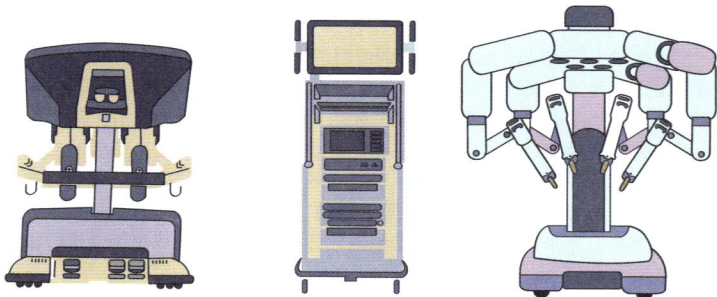

机器人设备示意图

对于肿瘤较小（一般直径 ≤ 3cm）且位于肝脏合适位置的患者，消融治疗也可以作为一种根治性手段。这种治疗方式相对肝功能影响小、创伤小，借助医学影像技术引导，能够对肿瘤病灶进行靶向定位，局部采用物理或化学方法直接杀灭肿瘤组织。消融治疗主要包括射频消融、微波消融等多种方式，消融路径有经皮、腹腔镜、开腹或经内镜四种。

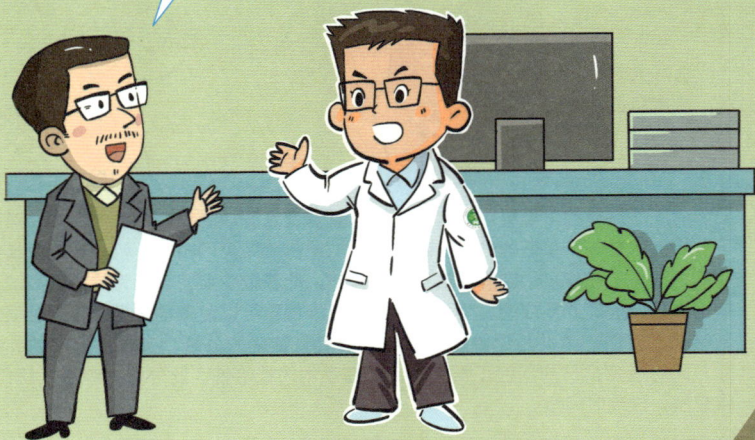

这么小的一个病灶，也需要切除很大一部分肝脏吗？除了肝癌切除术外，还有消融治疗，都说消融手术创伤小，哪种治疗方式更好呢？

大多数小肝癌可以通过经皮穿刺消融治疗，这种方式经济、方便、微创；对于位于特殊位置如肝包膜下、影像学引导困难或经皮消融高危部位的肝癌，可以考虑其他消融路径。因此，像艾先生这种肝脏功能储备良好，肿瘤位置能保证完整切除的患者，从长期来看，手术完整切除肿瘤后，患者的无瘤生存时间可能更长。研究表明，对于早期肝癌患者，手术切除后的长期生存率相对较高，复发率在一定程度上低于消融治疗，尤其是对于肿瘤直径大于3cm的患者，手术切除的生存优势更为明显。因此，艾大爷更适合进行根治性切除手术。

　　最后，艾先生接受了机器人辅助腹腔镜下肝左外叶切除术，手术非常成功，完整切除了肝左外叶，并确保切缘距离肿瘤至少 1cm，达到了根治性切除的要求。术中妥善固定了腹腔引流管，保持引流通畅，术后艾先生平稳返回病房。术后病理结果显示，切除边缘干净，没有癌细胞残留。

　　然而，并非所有的肝癌患者都能进行手术切除。大多数肝癌患者在就诊时，病情已经处于相对晚期，无法进行手术切除。对于局部晚期或复发转移的肝癌患者，治疗方案则更为复杂多样，主要以综合治疗为主。

> 　　如果没有通过这次体检发现我的病症，后果真是不堪设想，定期体检对守护健康非常重要！

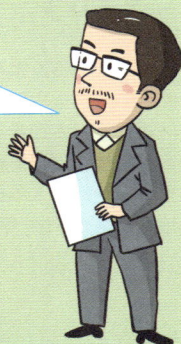

小讲堂

肝癌手术常见并发症

　　肝癌手术常见的并发症包括术后出血、术后感染、胆瘘、肝功能衰竭、胃肠功能恢复延迟（胃瘫）、腹水、膈下积液和伤口感染裂开。这些并发症并非一定会发生，但需要提前做好准备，以便在发生时能够及时采取相应的处理措施。

术前	应准确评估肝脏储备功能，积极改善肝功能及患者的营养状态，补充白蛋白、凝血因子、血小板等。
术中	要仔细止血并妥善处理肝断面的胆管，尽量减少对肝脏的损伤，精细操作，避免过度挤压肝脏，控制肝门阻断时间。在保证肿瘤切除彻底的前提下，尽可能保留更多的正常肝组织，减少对门静脉系统和淋巴管的损伤。
术后	要密切监测患者的生命体征，观察腹腔引流管的引流情况，保持引流管通畅，合理使用抗生素，并密切监测肝功能指标。同时，应早期鼓励患者在床上翻身、活动四肢，以促进胃肠蠕动的恢复。

医生接诊记2

什么是转化治疗？我对治疗方案有些担心。

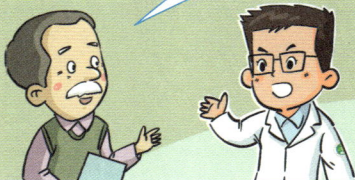

根据您的检查结果，目前临床诊断为晚期肝癌，无法直接进行手术治疗。建议先接受系统治疗，包括靶向联合免疫治疗，同时结合局部介入治疗，并对癌栓进行局部放疗，看看是否有机会进行转化治疗。

转化治疗是指原本不适合手术切除的肝癌患者，经过干预后获得适合手术切除的机会。干预手段主要包括功能性剩余肝体积（FLR）转化和肿瘤学转化。药物治疗在肝癌治疗中占据重要地位，贯穿各个阶段。对于晚期肝癌患者，靶向治疗联合免疫治疗是转化治疗的重要手段。像索拉非尼、仑伐替尼等靶向药物与免疫检查点抑制剂（如纳武利尤单抗、帕博利珠单抗等）联合使用是常用方案，也是《原发性肝癌诊疗指南（2024年版）》推荐的治疗方案。

靶向治疗和免疫治疗具体是怎么进行的？会不会有什么不良反应？

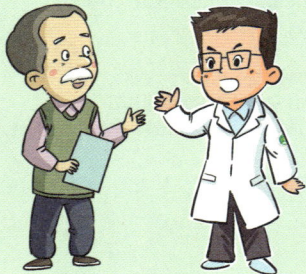

靶向治疗是通过特异性抑制肿瘤细胞生长、增殖或血管生成的分子靶点，从而阻断肿瘤进展。通常为口服制剂，常见的不良反应包括皮肤反应（如手足综合征、皮疹、瘙痒等），高血压，胃肠道反应（如腹泻、恶心、呕吐等），乏力以及肝功能异常。免疫治疗则是通过激活患者自身的免疫系统，增强对肿瘤细胞的识别和杀伤能力。肝癌的免疫治疗主要依赖于免疫检查点抑制剂（ICIs），通过阻断 PD-1/PD-L1 或 CTLA-4 信号通路，解除肿瘤对免疫系统的抑制。常见的不良反应包括免疫相关性肝炎、免疫相关性肺炎、免疫相关性肠炎、内分泌系统异常以及皮肤反应等。在靶向治疗和免疫治疗期间，如果出现不良反应，医生会及时处理，必要时会请多学科团队会诊。

什么是介入治疗和放射治疗呢？会有什么不良反应吗？

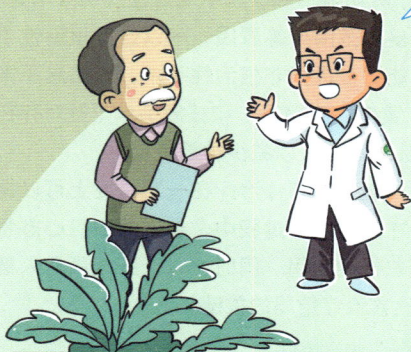

介入治疗是中晚期肝癌的常用方法，主要包括经肝动脉化疗栓塞（TACE）和肝动脉灌注化疗（HAIC）。TACE 是通过将高浓度的化学治疗药物直接注入肿瘤的供血动脉，从而"杀死"肿瘤细胞，控制肿瘤的生长和发展。这种方法能够提高肝癌化学治疗的效果，同时减少全身的毒副反应。HAIC 则是通过经股动脉插管，将化学治疗药物长时间持续注入肿瘤的供血动脉，属于一种区域性局部化学治疗。

采用精细 TACE 可以提高客观缓解率，但应适当控制 TACE 的次数，避免因多次 TACE 导致肝功能损害。TACE 与其他局部治疗或系统抗肿瘤治疗的联合应用，可以进一步提高转化率。放射治疗则是通过使用高能 X 线或其他粒子射线摧毁癌细胞，能够补充 TACE 的不足，巩固治疗效果，延长患者的生存期。

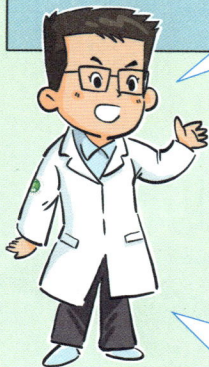

当然，所有的治疗都可能引发多种不良反应，如皮疹、腹泻、高血压、皮肤反应、骨髓抑制、肝肾功能损害。针对这些不良反应，需要采取相应的处理措施，如使用抗过敏药物、止泻药物、降压药物、糖皮质激素（针对免疫相关不良反应）、生长因子、保肝利胆药物。

　　李先生及家人听了刘医生的详细讲解后，决定接受系统治疗。虽然治疗过程中出现了轻度皮疹和乏力，但经过对症处理后症状有所缓解。治疗后，肿瘤有所缩小，AFP 水平也下降了，他们希望接下来能够获得手术切除的机会。

　　手术切除在晚期肝癌治疗中也扮演着特定的角色，主要分为根治性和非根治性两大类。根治性手术的目的是彻底清除肝癌原发灶和区域淋巴结，包括规则性肝叶切除术（如右三叶切除术、左半肝切除术等）和不规则性肝切除术等。然而，晚期肝癌患者往往因肿瘤过大、侵犯范围广等原因，难以进行根治性手术。对于无法彻底切除肿瘤的患者，可能需要进行非根治性手术，如姑息手术（用于缓解肿瘤导致的并发症，如出血、黄疸、疼痛等）和减瘤手术（针对存在无法切除的转移但未出现严重肿瘤并发症的患者，以减少肿瘤负荷）。

　　晚期肝癌患者的整体预后虽然较差，但通过综合治疗在一定程度上可以缓解症状、延长生存期并提高生活质量。在整个治疗过程中，患者的积极心态和配合治疗的态度对治疗效果也有着不可忽视的作用。同时，对于肝癌高危人群来说，定期筛查仍然是早期发现肝癌、改善治疗结局的关键。

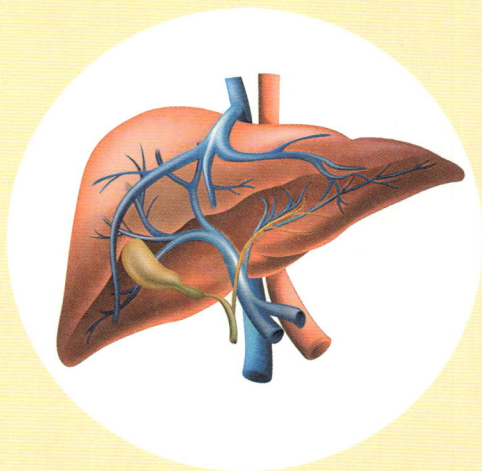

第三节 肝癌的康复及随访

　　肝癌患者在治疗后身体处于恢复阶段，营养支持至关重要。合理的营养摄入有助于促进肝细胞再生，提高机体免疫力，增强对后续可能进行的治疗（如辅助治疗）的耐受性，减少并发症的发生，并促进身体功能的恢复。良好的营养状况还能在一定程度上改善患者的生活质量，对预后产生积极影响。

　　对于像艾先生这样的手术患者，术前的健康教育对术后恢复至关重要。首先，术前应适当让患者了解病情，逐步缓解其焦虑和紧张情绪，使其在接受治疗时保持最佳的心理状态。同时，应指导患者合理安排作息时间，保证充足睡眠，避免过度劳累。饮食方面，建议摄入高热量、高维生素的食物，以及适量碳水化合物、低脂肪且易消化的食物，有助于减轻肝脏负担，提高机体免疫力，防止营养不良。此外，还应指导患者练习床上仰卧和半坐卧位咳嗽，并进行深呼吸运动，以增加肺的通气量。对于有吸烟习惯的患者，术前 2 周应劝其戒烟；对于有饮酒习惯的患者，入院时即应劝其戒酒，以免加重肝脏负担，损害肝功能。

　　艾先生顺利完成手术后，进入了术后康复的关键阶段。在术后初期，通过肠内营养或肠外营养支持，确保他能够摄取充足的蛋白质、热量以及各类维生素等营养成分，促进伤口愈合。待胃肠功能逐渐恢复后，再逐步过渡到常规饮食。在此期间，建议增加富含优质蛋白质的食物摄入，如鱼类、瘦肉、蛋类、豆类，同时多食用新鲜蔬菜水果，避免高脂、高糖及刺激性食物，以减轻肝脏的代谢负担。

　　在体力允许的情况下，术后早期应积极进行床上翻身和四肢活动等训练，有助于预防肺部感染和深静脉血栓的形成。通常在术后 3 天左右，根据患者的恢复情况，可以尝试下床进行适量活动，如散步，并循序渐进地增加活动量和强度。一般来说，术后 1~2 个月时，可根据患者的身体状况和手术切除范围，适当开展太极拳、瑜伽等有氧运动，以提升身体机能和免疫力。对于接受消融治疗的患者，术后须卧床休息 12~24 小时，并对穿刺部位使用沙袋压迫 2~4 小时，以防止出血。之后可逐步增加活动量，但在 1 周内应避免剧烈运动和重体力劳动。

　　对于李先生这类接受系统治疗的患者，在介入治疗后可能会出现恶心、呕吐、腹痛、发热等栓塞后综合征表现。此时可给予止吐药和止痛药物进行治疗。发热现象通常在术后 1~3 天内出现，可通过物理降温（如温水擦浴、冰袋冷敷等）和适当补液的方式处理；若体温超过 39℃且持续不退，应及时使用抗生素治疗。术后应鼓励患者多饮水，以促进造影剂的排出。

靶向治疗常见的不良反应包括手足皮肤反应、腹泻、高血压、皮疹等。可指导患者做好皮肤清洁，避免皮肤摩擦和受压，同时使用保湿霜；若症状严重，可能需要调整药物剂量或暂停治疗。对于腹泻症状，可通过饮食调整（如避免生冷、油腻的食物）以及使用止泻药物（如蒙脱石散）进行治疗。

免疫治疗可能引发免疫相关不良反应，如免疫相关性肺炎、肝炎、甲状腺功能异常、皮疹等。因此，需要定期监测患者的症状、体征及相关实验室指标（如胸部CT、肝功能、甲状腺功能）。一旦发现免疫相关不良反应，应及时给予糖皮质激素等免疫抑制剂治疗，并根据不良反应的严重程度调整免疫治疗方案。

患者在接受靶向或免疫治疗期间，应保持规律的生活作息，避免熬夜和过度劳累。可适度进行散步等运动，有助于提升身体抵抗力，但应避免在人员密集场所活动，以防感染。

小讲堂

肝癌病人饮食"九注意"

①	患者饮食应以高蛋白、高热量、高维生素、低脂肪为主，限制动物油的摄入。
②	饮食应多样化，注重食物搭配，做到色、香、味俱全，以增进食欲。
③	进食以易消化的食物为主，避免坚硬、辛辣、煎炸食品，建议少量多餐。
④	避免摄入刺激性食物及植物纤维素过多的食物，以防肝硬化患者发生食管或胃底静脉破裂出血。
⑤	注意补充维生素，多食用新鲜水果蔬菜，可适量饮用果汁饮料。
⑥	观察患者是否有发热症状，发热患者应多饮水，以帮助热量散发。
⑦	对于肝昏迷前期或肝昏迷患者，应给予低蛋白饮食，每日蛋白质总量控制在20~40g，优先选择生理价值高的动物性蛋白质，如乳制品、蛋类、瘦肉等。
⑧	对于腹水患者，应限制钠的摄入，给予低盐或无盐饮食。
⑨	观察患者是否有呕吐症状，若呕吐频繁，应暂时禁食，以免食物刺激胃部，增加呕吐次数，消耗体力。

对于早期肝癌术后患者，术后 1 个月需进行首次全面复查。此后 2 年内，每 3 个月复查 1 次；2~5 年期间，每 6 个月复查 1 次；5 年之后，每年复查 1 次。

对于中晚期患者，介入治疗后 1~2 个月需进行首次全面复查，以观察肿瘤坏死情况及是否有新发病灶。之后根据患者的具体情况，每 2~3 个月复查一次，并据此调整治疗方案。

接受靶向或免疫治疗的患者，每 2~3 个月复查 1 次，主要目的是评估治疗效果和监测不良反应。具体的随访安排应根据病情变化和主管医生的建议来确定。

检查项目

实验室检查

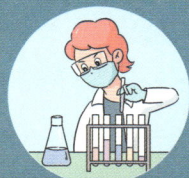

血常规、生化检查、肿瘤标志物检查、病毒学检查（对于乙型肝炎或丙型肝炎病毒感染相关肝癌患者）。

影像学检查

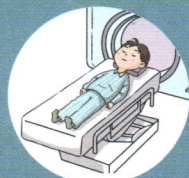

腹部超声检查、增强 CT 或增强 MRI 检查、其他影像学检查。对于怀疑有肺转移的患者，可定期进行胸部 CT 检查，以早期发现肺部转移病灶。骨扫描可用于检测是否存在骨转移，当患者出现骨痛症状或存在骨转移高危因素时，应考虑进行骨扫描检查。对于怀疑有脑转移的患者，头颅 MRI 检查具有重要的诊断价值。

引导图——肝癌的筛查

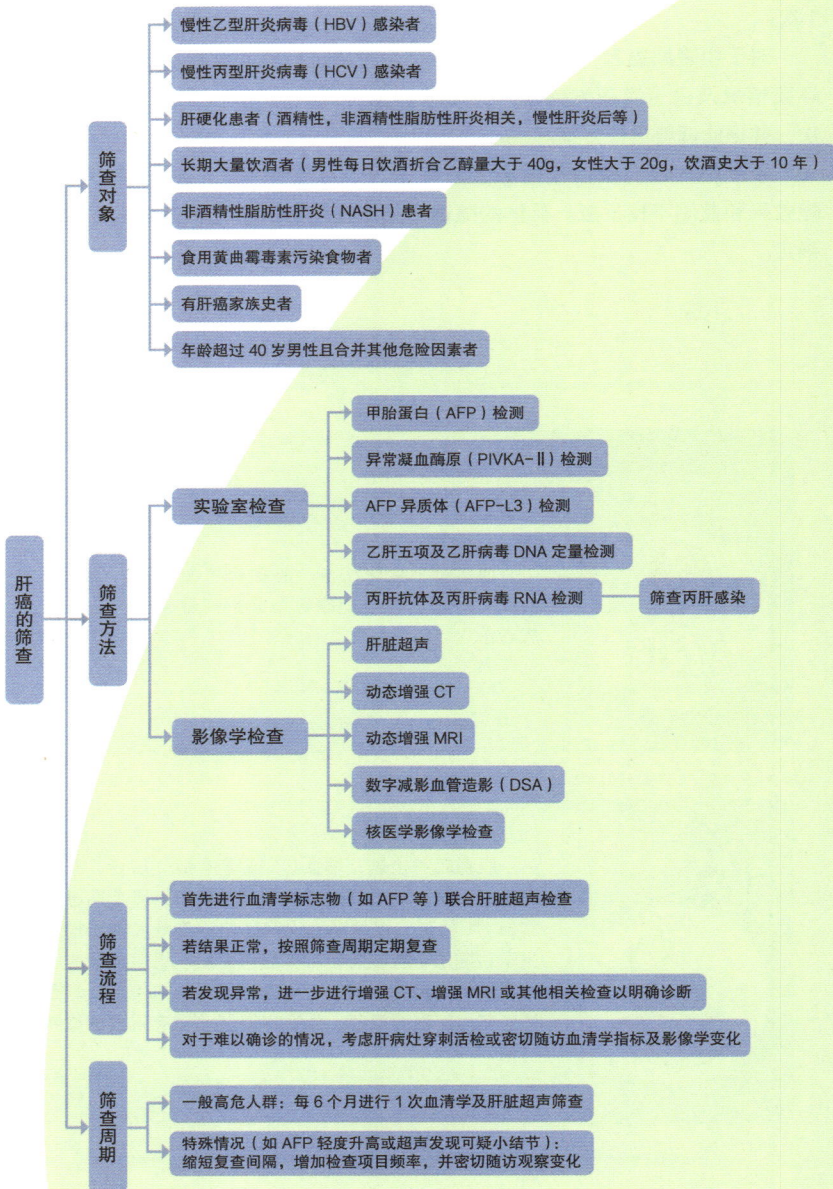

```
                          ┌─ 慢性乙型肝炎病毒（HBV）感染者
                          ├─ 慢性丙型肝炎病毒（HCV）感染者
                          ├─ 肝硬化患者（酒精性，非酒精性脂肪性肝炎相关，慢性肝炎后等）
              筛查         ├─ 长期大量饮酒者（男性每日饮酒折合乙醇量大于 40g，女性大于 20g，饮酒史大于 10 年）
              对象         ├─ 非酒精性脂肪性肝炎（NASH）患者
                          ├─ 食用黄曲霉毒素污染食物者
                          ├─ 有肝癌家族史者
                          └─ 年龄超过 40 岁男性且合并其他危险因素者

                                              ┌─ 甲胎蛋白（AFP）检测
                                              ├─ 异常凝血酶原（PIVKA-Ⅱ）检测
                               实验室检查      ├─ AFP 异质体（AFP-L3）检测
                                              ├─ 乙肝五项及乙肝病毒 DNA 定量检测
肝癌         筛查                             └─ 丙肝抗体及丙肝病毒 RNA 检测 ── 筛查丙肝感染
的筛查       方法
                                              ┌─ 肝脏超声
                                              ├─ 动态增强 CT
                               影像学检查      ├─ 动态增强 MRI
                                              ├─ 数字减影血管造影（DSA）
                                              └─ 核医学影像学检查

                          ┌─ 首先进行血清学标志物（如 AFP 等）联合肝脏超声检查
              筛查         ├─ 若结果正常，按照筛查周期定期复查
              流程         ├─ 若发现异常，进一步进行增强 CT、增强 MRI 或其他相关检查以明确诊断
                          └─ 对于难以确诊的情况，考虑肝病灶穿刺活检或密切随访血清学指标及影像学变化

              筛查         ┌─ 一般高危人群：每 6 个月进行 1 次血清学及肝脏超声筛查
              周期         └─ 特殊情况（如 AFP 轻度升高或超声发现可疑小结节）：
                             缩短复查间隔，增加检查项目频率，并密切随访观察变化
```

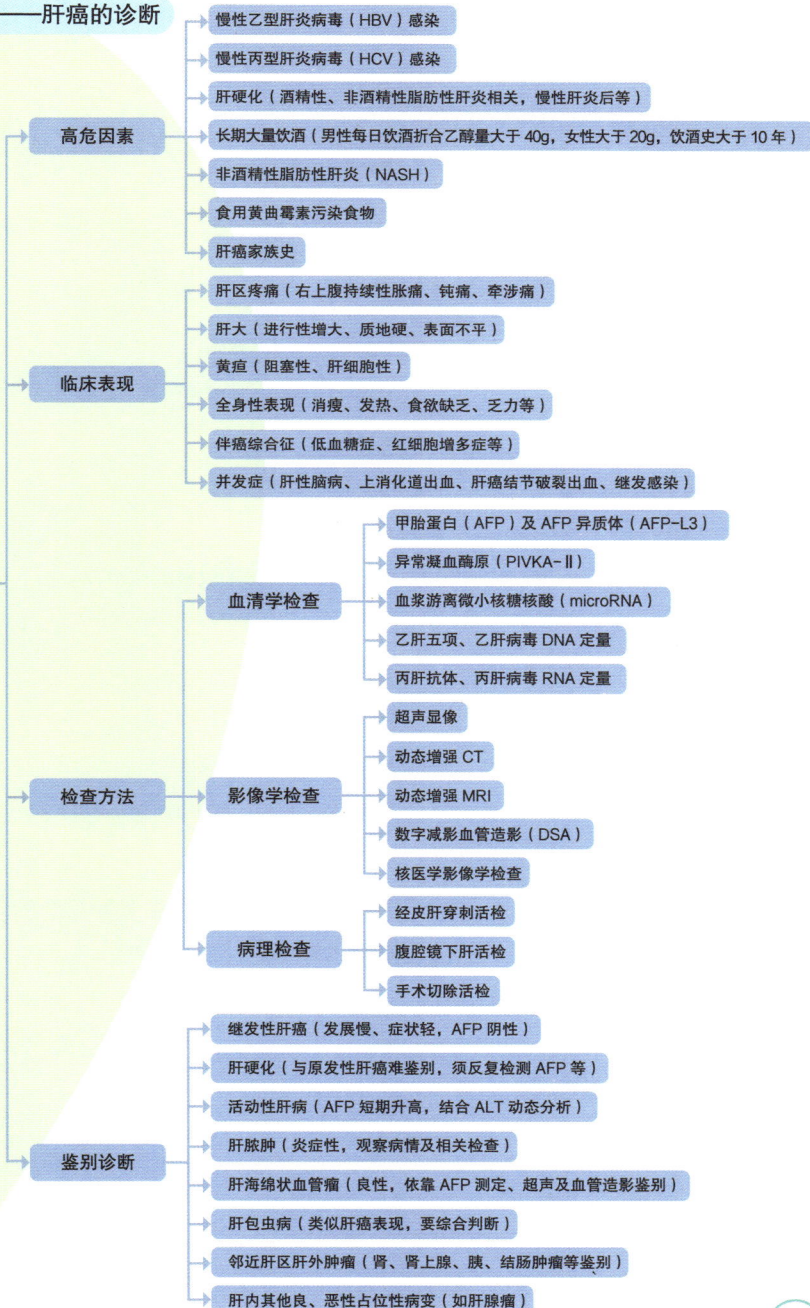

引导图——肝癌的诊断

肝癌的诊断

高危因素
- 慢性乙型肝炎病毒（HBV）感染
- 慢性丙型肝炎病毒（HCV）感染
- 肝硬化（酒精性、非酒精性脂肪性肝炎相关，慢性肝炎后等）
- 长期大量饮酒（男性每日饮酒折合乙醇量大于 40g，女性大于 20g，饮酒史大于 10 年）
- 非酒精性脂肪性肝炎（NASH）
- 食用黄曲霉素污染食物
- 肝癌家族史

临床表现
- 肝区疼痛（右上腹持续性胀痛、钝痛、牵涉痛）
- 肝大（进行性增大、质地硬、表面不平）
- 黄疸（阻塞性、肝细胞性）
- 全身性表现（消瘦、发热、食欲缺乏、乏力等）
- 伴癌综合征（低血糖症、红细胞增多症等）
- 并发症（肝性脑病、上消化道出血、肝癌结节破裂出血、继发感染）

检查方法

血清学检查
- 甲胎蛋白（AFP）及 AFP 异质体（AFP-L3）
- 异常凝血酶原（PIVKA-Ⅱ）
- 血浆游离微小核糖核酸（microRNA）
- 乙肝五项、乙肝病毒 DNA 定量
- 丙肝抗体、丙肝病毒 RNA 定量

影像学检查
- 超声显像
- 动态增强 CT
- 动态增强 MRI
- 数字减影血管造影（DSA）
- 核医学影像学检查

病理检查
- 经皮肝穿刺活检
- 腹腔镜下肝活检
- 手术切除活检

鉴别诊断
- 继发性肝癌（发展慢、症状轻，AFP 阴性）
- 肝硬化（与原发性肝癌难鉴别，须反复检测 AFP 等）
- 活动性肝病（AFP 短期升高，结合 ALT 动态分析）
- 肝脓肿（炎症性，观察病情及相关检查）
- 肝海绵状血管瘤（良性，依靠 AFP 测定、超声及血管造影鉴别）
- 肝包虫病（类似肝癌表现，要综合判断）
- 邻近肝区肝外肿瘤（肾、肾上腺、胰、结肠肿瘤等鉴别）
- 肝内其他良、恶性占位性病变（如肝腺瘤）

引导图——肝癌的治疗

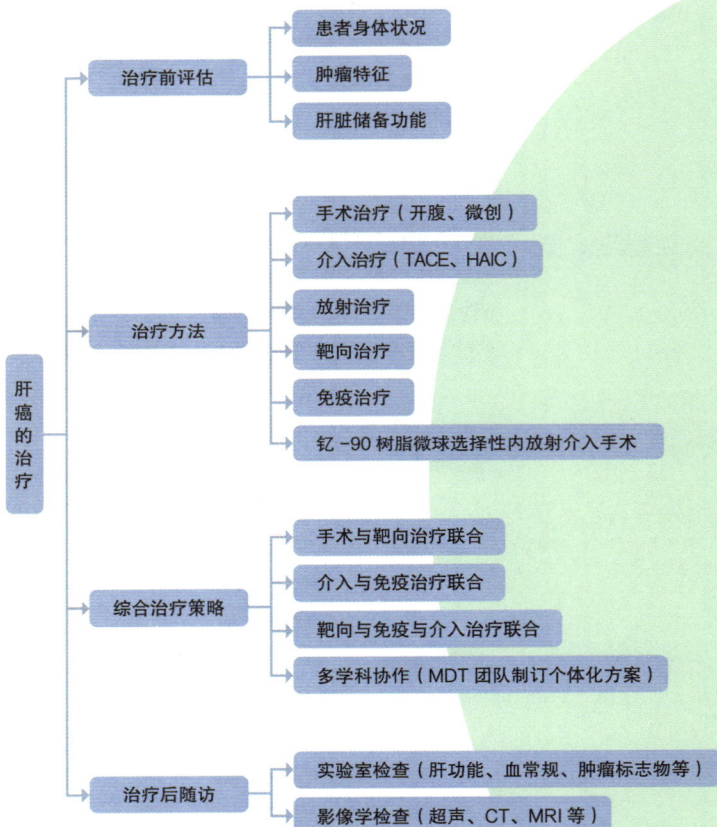

```
肝癌的治疗
├── 治疗前评估
│   ├── 患者身体状况
│   ├── 肿瘤特征
│   └── 肝脏储备功能
├── 治疗方法
│   ├── 手术治疗（开腹、微创）
│   ├── 介入治疗（TACE、HAIC）
│   ├── 放射治疗
│   ├── 靶向治疗
│   ├── 免疫治疗
│   └── 钇-90 树脂微球选择性内放射介入手术
├── 综合治疗策略
│   ├── 手术与靶向治疗联合
│   ├── 介入与免疫治疗联合
│   ├── 靶向与免疫与介入治疗联合
│   └── 多学科协作（MDT 团队制订个体化方案）
└── 治疗后随访
    ├── 实验室检查（肝功能、血常规、肿瘤标志物等）
    └── 影像学检查（超声、CT、MRI 等）
```

引导图——肝癌的康复与随访

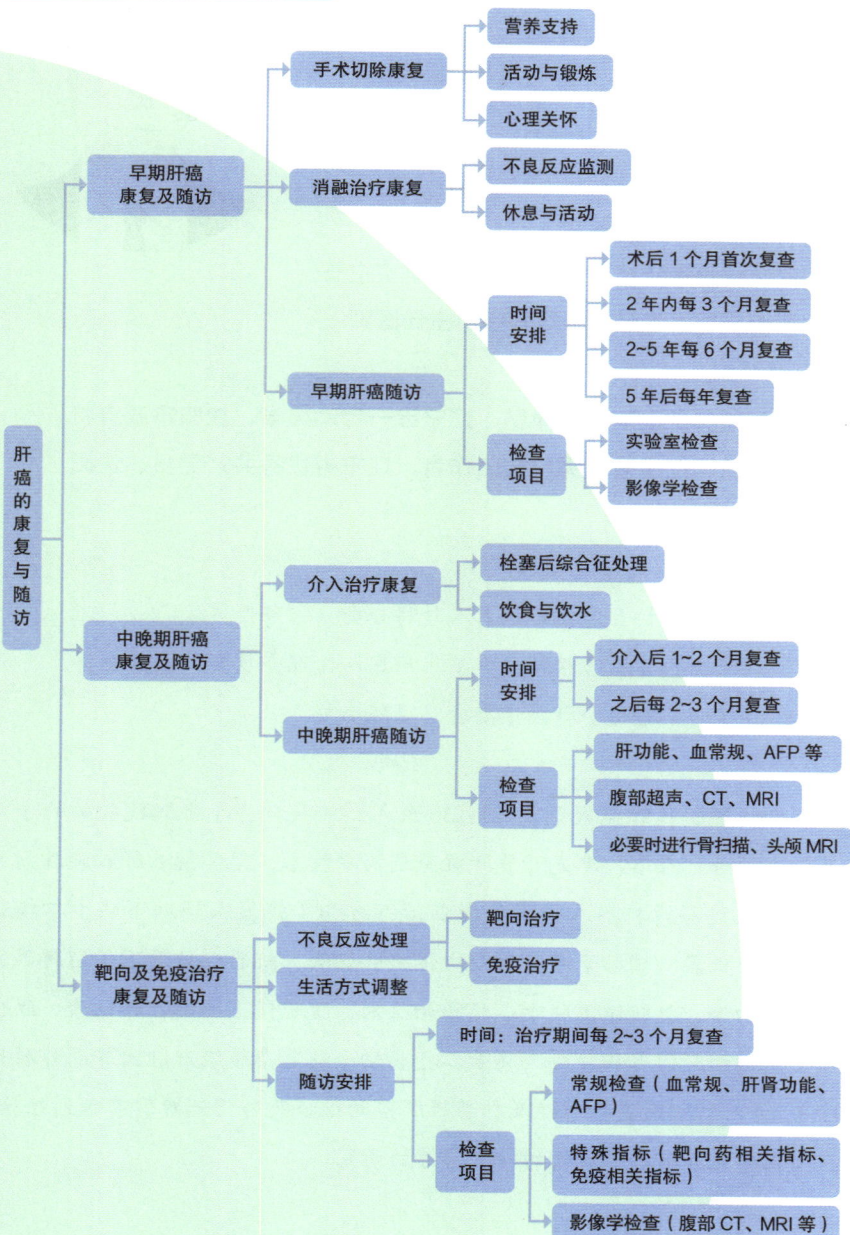

```
肝癌的康复与随访
├─ 早期肝癌康复及随访
│   ├─ 手术切除康复
│   │   ├─ 营养支持
│   │   ├─ 活动与锻炼
│   │   └─ 心理关怀
│   ├─ 消融治疗康复
│   │   ├─ 不良反应监测
│   │   └─ 休息与活动
│   └─ 早期肝癌随访
│       ├─ 时间安排
│       │   ├─ 术后 1 个月首次复查
│       │   ├─ 2 年内每 3 个月复查
│       │   ├─ 2~5 年每 6 个月复查
│       │   └─ 5 年后每年复查
│       └─ 检查项目
│           ├─ 实验室检查
│           └─ 影像学检查
├─ 中晚期肝癌康复及随访
│   ├─ 介入治疗康复
│   │   ├─ 栓塞后综合征处理
│   │   └─ 饮食与饮水
│   └─ 中晚期肝癌随访
│       ├─ 时间安排
│       │   ├─ 介入后 1~2 个月复查
│       │   └─ 之后每 2~3 个月复查
│       └─ 检查项目
│           ├─ 肝功能、血常规、AFP 等
│           ├─ 腹部超声、CT、MRI
│           └─ 必要时进行骨扫描、头颅 MRI
└─ 靶向及免疫治疗康复及随访
    ├─ 不良反应处理
    │   ├─ 靶向治疗
    │   └─ 免疫治疗
    ├─ 生活方式调整
    └─ 随访安排
        ├─ 时间：治疗期间每 2~3 个月复查
        └─ 检查项目
            ├─ 常规检查（血常规、肝肾功能、AFP）
            ├─ 特殊指标（靶向药相关指标、免疫相关指标）
            └─ 影像学检查（腹部 CT、MRI 等）
```

审稿专家

刘也夫 教授

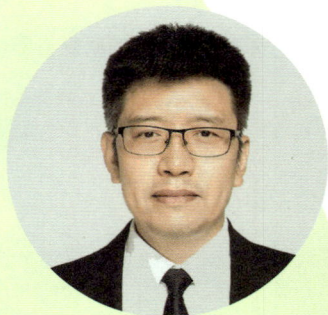

辽宁省肿瘤医院院长

辽宁省肿瘤研究所所长、外科教研室主任

博士研究生导师、二级教授、主任医师

享受国务院政府特殊津贴、辽宁五一劳动奖章、沈阳市政府特殊津贴、辽宁省优秀科技工作者、辽宁省优秀共产党员、沈阳市高层次人才

- 中国抗癌协会腔镜与机器人外科分会　常务委员
- 辽宁省人体器官移植技术临床应用与伦理委员会　主任委员
- 辽宁省抗癌协会肝癌专委会　主任委员

专注肝胆胰肿瘤规范化治疗30余年，一直致力于肝胆胰肿瘤的手术及综合治疗。在省内率先开展肝脏微创消融技术，尤其擅长肝胆胰肿瘤的腹腔镜及达芬奇机器人手术等微创治疗方向（机器人辅助下胰十二指肠切除术、机器人辅助下顺行性模块化胰脾切除、机器人辅助下保留脾脏的胰体尾切除、腹腔镜下胰十二指肠切除术、腹腔镜下解剖性肝切除、联合血管重建的肝门部胆管癌、胰十二指肠切除及复杂腹膜后肿瘤等的外科切除）。并对肝胆胰恶性肿瘤及转移性肝癌的综合及转化治疗具有独到经验，在省内率先开展恶性肿瘤的精准治疗的研究。

第五章

胃癌

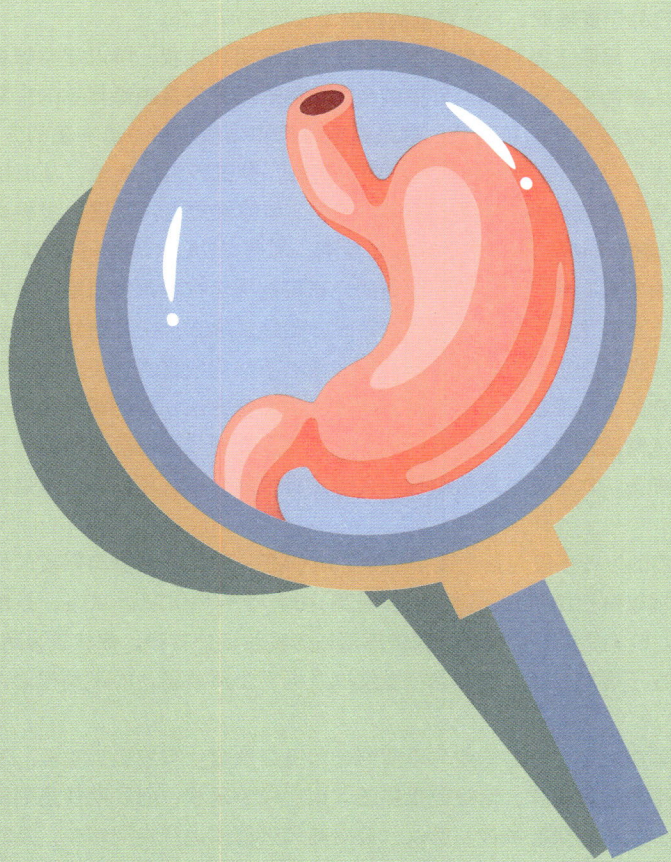

胃　癌

　　胃癌是一种原发于胃黏膜上皮细胞的恶性肿瘤，在全球范围内，其发病率和死亡率都较高。胃癌可发生于胃的任何部位，其中半数以上出现在胃窦部，胃大弯、胃小弯及前后壁均可能受累。绝大多数胃癌属于腺癌，早期没有明显症状，或者仅有上腹不适、嗳气等非特异性症状，由于这些症状常与胃炎、胃溃疡等慢性胃部疾病的症状相似，所以很容易被忽略。国家癌症中心的最新统计数据显示，在我国，胃癌的新发病例数位居第五位，而死亡率则高居第三位。我国胃癌患者存在分期晚、肿瘤负荷大等情况，早期胃癌仅占约 20%，大多数患者发现时已处于进展期，可见胃癌的防治工作任重而道远。

　　早期胃癌（局限于黏膜或黏膜下层）往往没有明显症状，所以定期筛查以及对高风险人群的关注是关键。胃镜结合组织病理学分析是确诊胃癌的主要途径。常见的筛查技术有胃镜检查，这是目前诊断胃癌最直接、最准确的方法，堪称"金标准"。它能够直接观察胃黏膜的情况，并进行组织活检，从而精准识别早期病变。新成像技术如窄带成像（NBI）和精细放大内镜进一步提高了其诊断的敏感性和特异性。肿瘤标志物检测，尽管 CEA、CA19-9、CA72-4 等肿瘤标志物不具有特异性，但其数值的升高可能提示存在胃癌风险，有辅助诊断的价值。上消化道钡餐造影，通过口服含硫酸钡溶液，在 X 射线下观察食管、胃和十二指肠的形态和功能。这种方法虽然不如胃镜直观，但对于不愿意接受胃镜检查的人群而言，可以作为一种替代的筛查方法。幽门螺杆菌感染是胃癌的重要危险因素之一。可通过呼气试验、血液检测或粪便抗原检测等方法筛查幽门螺杆菌，对检测结果为阳性的人群进行根除治疗，可以降低胃癌发生风险。

　　早期胃癌的治疗手段包括内镜下切除（如 EMR、ESD）或者有限度的外科手术，同时辅以淋巴结清扫，治愈率非常高，5 年生存率可超过 90%，且术后复发风险低。晚期胃癌已经侵袭到胃壁深层或者发生远处转移，症状较为明显，其治疗目的在于缓解症状、控制病情发展以及提高生活质量，而不是根治，预后显著较差。

　　胃癌的早期发现、早期诊断与早期治疗对提高患者生存率极为重要。早期胃癌的治疗手段丰富多样，治疗效果显著，预后较为乐观；而晚期胃癌则面临着治疗复杂、效果有限等挑战。所以，针对高风险群体进行定期筛查，及时发现疾病的早期迹象并进行干预，是胃癌防治的核心策略。

第一节 胃癌的预防与早期筛查

下面我们将通过医生的接诊故事，从预防与早期筛查、诊断治疗和康复随访几个方面向大家介绍胃癌的相关内容。

医生的接诊故事 1

在一个风和日丽的早晨，50 岁的温大姐像往常一样准备去单位上班。温大姐是一名会计，生活一直规律有序，单位每年组织的体检她从不落下，这已经成为她生活的一部分。

今年体检时，除了常规检查项目，温大姐还增加了一项胃镜检查。她听闻胃癌的发病率逐年攀升，且早期通常没有明显症状，于是决定今年做一个全面的胃部检查。在检查过程中，医生在温大姐的胃底发现一个 1.5cm × 1.5cm 的隆起型病变，活检后的病理结果显示为腺体异型增生癌变。得知这个消息后，温大姐十分震惊，在家人的陪同下走进了胃外科诊室。

> 我这次体检做了胃镜检查，结果发现胃底有一个 1.5cm × 1.5cm 的隆起型病变，活检结果为腺体异型增生癌变。我平时作息规律，吃东西也特别注意，怎么就患了胃癌呢？我真是想不明白。

> 温大姐，您先别着急，胃癌的发生确实比较复杂，和多种因素都有关系。

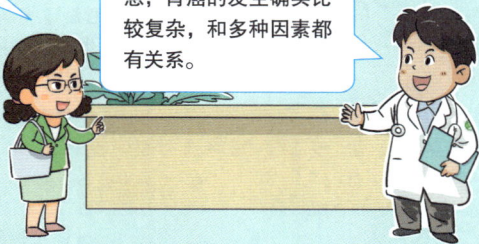

小讲堂

胃癌的高危因素

高危因素	详细说明
幽门螺杆菌感染	可引发胃黏膜长期炎症，从而增加患胃癌的风险
遗传因素	家族中存在胃癌患者，尤其是直系亲属，会提高个体患胃癌的概率
不良饮食习惯	经常食用高盐、腌制及烟熏食品，同时新鲜水果和蔬菜摄入不足，会使胃癌发生风险上升
不良生活方式	吸烟、酗酒以及肥胖等不良生活习惯均与胃癌风险增加有关
胃部疾病	患有慢性萎缩性胃炎、胃溃疡等胃部疾病，会增加胃癌的发生风险
环境因素	长期接触某些有害化学物质，如石棉、煤烟、某些金属和放射性物质等，可能增加胃癌的发生风险
年龄与性别	年龄超过 50 岁，尤其是男性，胃癌的发病率相对较高

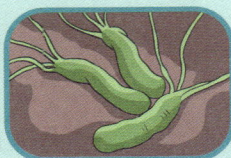

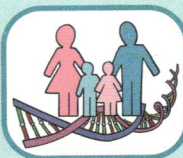

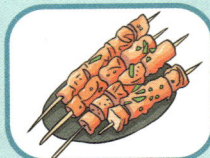

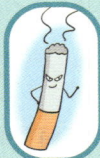

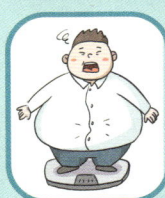

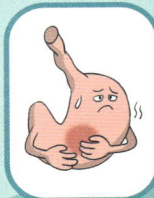

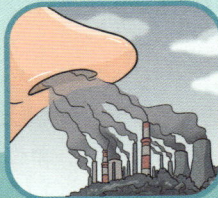

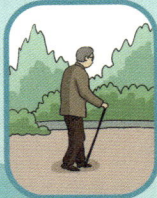

常见的胃癌高危因素

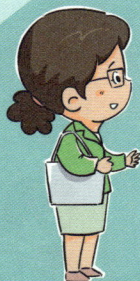

赵医生，您这么一说，我想起来了。几年前体检的时候，我就查出幽门螺杆菌阳性，当时没什么症状，就没当回事儿，也没听医生的建议去根除它，现在想想真是后悔啊。

温大姐，您当时没重视确实很遗憾，不过现在发现问题也不晚，接下来我们重点说说怎么早期发现胃癌。

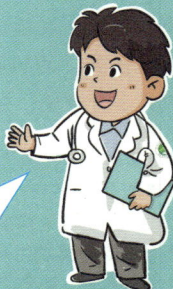

早期筛查是关键，我国在胃癌高发区域推荐进行群体性筛查。

胃癌常用筛查方法

筛查方法	详细说明
幽门螺杆菌检测	这种细菌和胃炎、胃溃疡、胃癌都有关系，可以通过呼气试验、血液检测或者胃镜取样来检查
胃蛋白酶原（PG）检测	这是一种血液检测，通过测量 PGⅠ 和 PGⅡ 的水平及其比例来评估胃黏膜状态，对发现胃癌风险高的萎缩性胃炎很有帮助
胃泌素 17 检测	是一种血液检测，可以评估胃窦或胃体的功能状态，和胃癌风险相关
胃镜检查	可以直接观察胃黏膜，还能取活检进行病理检查，是最直接、最准确的诊断方法
肿瘤标志物检查	如甲胎蛋白（AFP）、癌胚抗原（CEA）等，虽然不是胃癌特有的，但也能辅助诊断和监测
X线钡餐检查	通过口服含钡剂的液体后进行 X 线成像，能发现胃壁异常

对于高风险人群，如有胃癌家族史、慢性萎缩性胃炎的患者，以及长期吸烟饮酒者，建议进行针对性筛查。推荐的筛查方案是先通过血清 PG 和幽门螺杆菌检测来筛选高风险人群，然后再进行胃镜下的精细检查。这种方法结合了非侵入性和侵入性检查，目的是提高胃癌的早期发现率。

听您这么一讲，我明白了。要是早知道这些，我之前肯定不会这么大意。那我现在该怎么做呢？

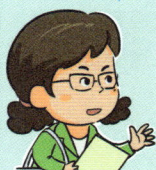

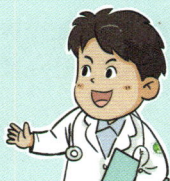

温大姐，您现在需要积极配合治疗，保持良好的心态。我们会根据您的具体情况，先为您安排一些必要的检查，然后根据检查结果制订合适的治疗方案。同时，您以后也要定期复查，留意身体的变化，要是有问题随时来医院。

小讲堂

胃癌的三级预防

其实，国家早就针对胃癌早诊早治提出了三级预防理念，整理如下，希望大家能牢记于心。

一级预防	通过预防病因、改善生活方式和健康教育来减少胃癌的发生。重点在于改善饮食习惯、根除幽门螺杆菌感染，以及早期干预胃癌前期病变。
二级预防	旨在通过筛查和早期诊断降低死亡率。使用血清胃蛋白酶原（PG）、胃泌素17、Hp-IgG 等作为筛查工具，并针对高风险人群进行内镜检查。
三级预防	关注规范治疗和康复管理，以降低复发率，提高生活质量和生存率。对中晚期患者加强综合治疗，为晚期患者减轻痛苦。治疗后定期随访，监测转移和复发，促进康复。

第二节 胃癌的临床表现与诊断

医生的接诊故事 2

　　退休工人张大爷今年 65 岁，住在海边的小镇。抽烟、时不时和老朋友喝喝酒，这些习惯伴随了他大半辈子。半年前，张大爷偶尔会感到反酸和烧心，可他没当回事儿，只以为是上了年纪，消化能力不如从前了。但近一个月来，张大爷食欲明显下降，餐后常常呕吐，体重也莫名其妙地下降了 5kg。这让他的儿子和老伴担心起来，决定陪张大爷去医院做个全面检查。在当地医院，胃镜检查发现张大爷胃窦部有一处环周溃疡性病变，整个胃窦腔都变形了，胃镜病理显示为中分化腺癌。这个消息如同晴天霹雳，让一家人遭受沉重打击，他们怀着沉重的心情匆匆来到诊室。

张大爷，您好！听说您最近身体不太舒服，能和我说说具体情况吗？

我半年前就偶尔会反酸、烧心，以为是年纪大了消化不好，就没太在意。可最近一个月，我吃饭越来越没胃口，吃完饭还老呕吐，体重也减轻了 5kg，家人都很担心。

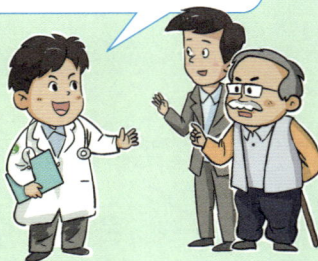

这些症状确实要重视。您平时还有没有其他不舒服，如腹部疼痛、乏力或者黑便？

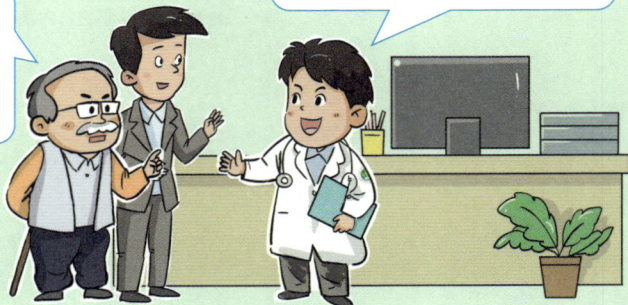

好像没有黑便，就是觉得没力气，人也瘦了不少。

小讲堂

胃癌不同时期的症状

胃癌早期可能无症状或症状轻微，包括上腹部不适、食欲减退、消化不良、恶心呕吐、乏力、体重下降、贫血等。胃癌晚期可能出现上腹部肿块、淋巴结肿大、腹水、水肿以及黄疸等。

我明白了。您之前在当地医院做过检查吗？能和我说说检查的结果吗？

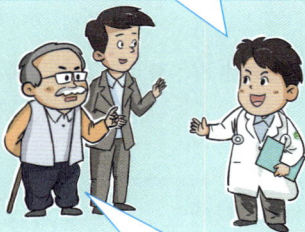

胃癌早期可能没有显著症状，即便有症状也很轻微，特别容易被忽略。就像张大爷之前出现的反酸、烧心、食欲减退以及体重下降等情况，这些都是需要引起警惕的信号。如果这些症状持续出现，特别是有胃癌家族史的人，一定要及时就医。

我们在当地医院做了胃镜检查，发现胃窦部有一处环周溃疡性病变，病理报告显示中分化腺癌。

小讲堂

容易被忽视的胃癌预警信号

胃癌预警信号包括持续性呕吐、黑便（柏油样便）、无明显原因的体重下降、上腹部疼痛或不适、食欲减退、消化不良或反酸，以及疲劳和乏力。

那么我现在该怎么办呢？

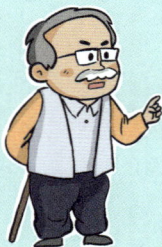

现在最关键的是完善检查，弄清楚病情和肿瘤的分期。我先给您开一些检查单，包括验血、超声、胃镜和增强CT。另外，要把在当地医院胃镜检查时取到的病理蜡块借过来，做一个病理会诊，这样才能更准确地了解病情。

这些检查项目都是查什么的呢？

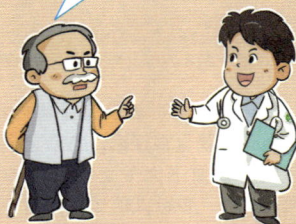

这是个好问题！胃癌的诊断离不开内镜检查，如普通白光内镜、染色内镜、超声内镜等。这些检查能让我们直接看到胃部的情况，发现微小的病变，还能评估肿瘤的侵犯深度和淋巴结转移的情况。要是发现了可疑的病灶，我们还会取活检来确定是不是癌症。

早期胃癌在内镜下的分类是按照巴黎分型来描述的，分为隆起型、平坦型和凹陷型，每种类型还有更细致的划分。

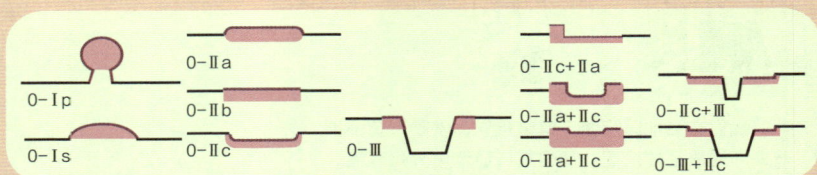

0-Ip
0-Is
0-IIa
0-IIb
0-IIc
0-III
0-IIc+IIa
0-IIa+IIc
0-IIa+IIc
0-IIc+III
0-III+IIc

早期胃癌巴黎分型示意图

对于进展期胃癌来说，内镜检查可以直观地观察胃黏膜的变化，并且借助活检开展病理学分析，从而确诊胃癌以及癌症类型。进展期胃癌的外观特征可依据博尔曼分型（Borrmann classification）来描述，其包括结节隆起型、局限溃疡型、浸润溃疡型和弥漫浸润型，每种类型均有自身特定的表现和预后情况。

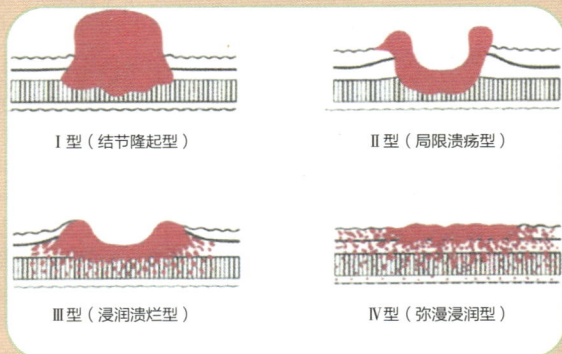

I型（结节隆起型）　　Ⅱ型（局限溃疡型）

Ⅲ型（浸润溃烂型）　　Ⅳ型（弥漫浸润型）

进展期胃癌博尔曼分型示意图

血液检查、影像学检查和病理检查又有什么作用呢?

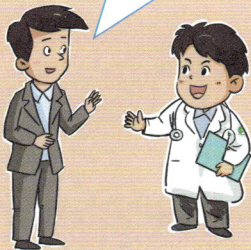

血液检查可以测量胃蛋白酶原、胃泌素17，还有像 CEA、CA19-9、CA72-4 等肿瘤标志物，这些指标有助于提高诊断的准确性。影像学检查包括 CT、MRI、X 线造影、超声检查和 PET/CT。CT 扫描是掌握肿瘤大小以及淋巴结转移情况的主要手段；MRI 适合那些对 CT 造影剂过敏的患者，在检查肝脏转移方面很有价值；PET/CT 则可以帮助我们全面了解肿瘤是否存在远处转移。

病理检查可是确诊胃癌的关键。它不但能判定病灶是不是胃癌，还能告诉我们胃癌的类型和严重程度。例如，通过对肿瘤组织进行检查，可以识别出 HER2 或 PD-L1 等生物标志物，这些信息对选择合适的治疗方法相当重要。在治疗之后，病理检查还能帮助我们评估肿瘤对治疗的反应，如化疗有没有效果，以及监测胃癌是否复发或进展。

小讲堂

病理学相关术语

术语	说明
上皮内瘤变	癌前病变，胃黏膜细胞异常但未穿透基底膜。
早期胃癌（EGC）	肿瘤局限于黏膜层或黏膜下层，可能已经或未有淋巴结转移。
进展期胃癌（AGC）	肿瘤侵犯固有肌层或更深层次。
组织学分型和分级	根据 Laurén 分型法分为肠型、弥漫型、混合型和不确定型；分化程度分为高分化、中分化以及低分化/未分化。
食管胃结合部腺癌（AEG）	是一种特殊类型的胃癌，发生在食管和胃的交界处，使用西维特分型来分类。
西维特I型	肿瘤中心位于食管胃结合部（EGJ）上方1~5cm 处，并向下方生长，累及 EGJ。
西维特II型	肿瘤中心位于 EGJ 上方1cm 至 EGJ 下方2cm 之间，并且累及 EGJ。
西维特III型	肿瘤中心位于 EGJ 下方2~5cm 处，并向上方生长，累及 EGJ。

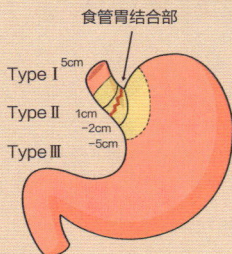

食管胃结合部

Type I 5cm
Type II 1cm -2cm
Type III -5cm

食管胃结合部腺癌的西维特分型

分期系统：依据美国癌症联合委员会（AJCC）和国际抗癌联盟（UICC）联合发布了第 8 版胃癌分期系统，包括临床分期、病理分期和新辅助治疗后病理分期。

胃癌 AJCC/UICC 第 8 版 TNM 分期

临床分期				
T/M	N0	N1	N2	N3
T1	I	ⅡA	ⅡA	ⅡA
T2	I	ⅡA	ⅡA	ⅡA
T3	ⅡB	Ⅲ	Ⅲ	Ⅲ
T4a	ⅡB	Ⅲ	Ⅲ	Ⅲ
T4b	ⅣA	ⅣA	ⅣA	ⅣA
M1	ⅣB	ⅣB	ⅣB	ⅣB

新辅助治疗后病理分期				
T/M	N0	N1	N2	N3
T1	I	I	Ⅱ	Ⅱ
T2	I	Ⅱ	Ⅱ	Ⅲ
T3	Ⅱ	Ⅱ	Ⅲ	Ⅲ
T4a	Ⅱ	Ⅲ	Ⅲ	Ⅲ
T4b	Ⅲ	Ⅲ	Ⅲ	Ⅲ
M1	Ⅳ	Ⅳ	Ⅳ	Ⅳ

病理分期					
T/M	N0	N1	N2	N3a	N3b
T1	ⅠA	ⅠB	ⅡA	ⅡB	ⅢB
T2	ⅠB	ⅡA	ⅡA	ⅢA	ⅢB
T3	ⅡA	ⅡB	ⅢA	ⅢB	ⅢC
T4a	ⅡB	ⅢA	ⅢA	ⅢB	ⅢC
T4b	ⅢA	ⅢB	ⅢB	ⅢC	ⅢC
M1	Ⅳ	Ⅳ	Ⅳ	Ⅳ	Ⅳ

注：
- T：原发肿瘤。
- N：区域淋巴节。
- M：远处转移。
- Tis：原位癌。
- T1~T4：肿瘤侵及胃壁的深度不同，T1a 肿瘤侵犯固有层或黏膜肌层，T1b 肿瘤侵犯黏膜下层，T2 肿瘤侵犯固有肌层，T3 肿瘤穿透浆膜下结缔组织，而尚未侵犯脏层腹膜或邻近结构，T4a 肿瘤侵犯浆膜（脏层腹膜），T4b 肿瘤侵犯邻近结构。
- N0~N3：区域淋巴结转移情况，N1：1~2 个区域淋巴结转移，N2：3~6 个区域淋巴结转移，N3a 和 N3b 分别表示 7~15 个和 16 个或以上区域淋巴结转移。
- M0：无远处转移。
- M1：有远处转移。

听您这么一说，我就明白了。那我现在就按照您的安排去做检查。

好的，张大爷。您先去做这些检查，等结果出来了，我们再一起讨论后续的治疗方案。您别担心，我们会尽全力帮您的。

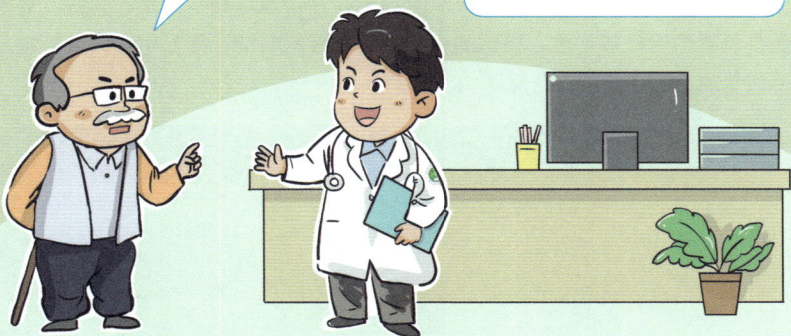

检查项目及目的	
内镜检查	直接观察胃部情况，发现微小病变，评估肿瘤侵犯深度和淋巴结转移情况。
血液检查	检测胃蛋白酶原、胃泌素17和肿瘤标志物等，辅助诊断。
影像学检查	按需行CT、MRI、X线造影、超声检查和PET/CT，了解肿瘤大小、位置以及是否存在远处转移。
病理检查	确诊胃癌类型和严重程度，识别生物标志物，指导治疗。

第三节 胃癌的治疗

胃癌的治疗需要制订全面策略，根据肿瘤的病理类型、临床分期，结合患者的整体健康状况和器官功能，采用多学科团队（MDT）协作模式。MDT团队由胃肠外科、消化内科、肿瘤内科、内镜科、放射科、介入治疗科、影像科、康复科、营养科等专科医生组成。治疗应有序合理地结合手术、化疗、放疗和免疫及靶向治疗等手段，以达到根治肿瘤或控制病情、延长生存时间、提高生活质量的目标。具体治疗原则如下。

胃癌治疗原则	
早期胃癌且没有淋巴结转移的患者	可根据肿瘤的侵犯程度，选择内镜治疗或手术切除，此类患者术后一般无须辅助放化疗。
可能有淋巴结转移的进展期胃癌患者	根据肿瘤侵犯深度和淋巴结转移情况，可选择直接进行根治性手术，或先行新辅助化疗再行根治性手术。对完成根治性手术的这部分胃癌患者，须根据术后病理分期决定是否进行辅助化疗及放疗。
复发或转移性胃癌患者	以药物治疗为主，并适时结合姑息性手术、放疗、介入治疗、射频治疗等局部治疗手段，同时积极给予疼痛管理、支架置入和营养支持等最佳支持治疗。

医生的接诊故事 1

温大姐做完检查后，再次来到赵医生的诊室。

温大姐，您的检查结果已经出来了。可以明确地告诉您，病灶浸润很浅，只到黏膜肌层。这是个好消息，说明您的病情发现得很早。

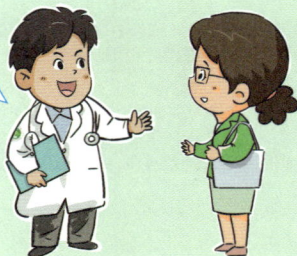

赵医生，接下来我该怎么办？胃癌是不是很严重？听说要做手术，会不会很痛苦？

内镜手术？用胃镜就能切除胃癌吗？真的不用开刀？

您别担心。根据检查结果，您的情况可以选择内镜手术，不需要开腹。

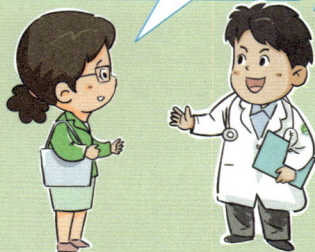

是的，您放心。现在医疗技术进步了，对于符合严格条件的早期胃癌患者，内镜手术是很好的选择。像您这样早期、淋巴结转移风险很低的胃癌病例，非常适合做内镜手术。这种手术创伤小、并发症少、恢复快，费用也更低。与外科手术相比，5年生存率都能达到90%以上。

那么内镜手术怎么做呢？

内镜治疗主要有两种技术，内镜黏膜切除术（EMR）和内镜黏膜下剥离术（ESD）。EMR适用于表浅肿瘤的切除，但因为它在前瞻性研究中还不够充分，目前不推荐用于早期胃癌治疗。ESD是一种更先进的技术，可以精确切除病变区域，同时保留更多正常组织。

哦，我这种情况适合做内镜手术吗？

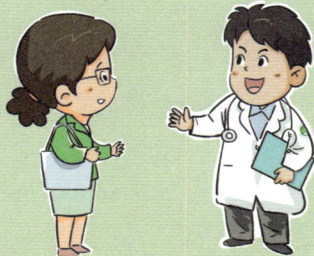

您的情况很适合内镜手术治疗。适合内镜治疗的病例包括无溃疡的分化型黏膜内癌、小病灶伴有溃疡的分化型黏膜内癌以及高级别上皮内瘤变。不过，如果有淋巴结转移、肿瘤侵犯固有肌层或存在凝血功能障碍，就不适合内镜手术了。

听您这么一解释，我心里踏实多了。我什么时候能做手术呢？手术后需要注意什么？

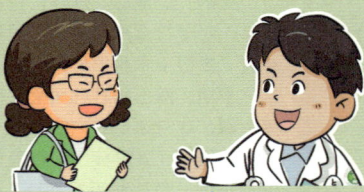

手术后，医生会根据切除的彻底性和淋巴结转移风险进行评估，通常使用 eCura 评价系统。如果评定为根治度 A 和 B，您只需要定期随访即可。关于具体的随访方式，我们会详细向您说明。如果评定为根治度 C-1，可能需要再次进行 ESD 治疗或外科手术；若为根治度 C-2，建议追加外科手术。如果确实无法手术，医生也会详细告知您相关风险和预后情况。

您目前身体状况良好，可以尽快安排手术。手术当天会有专人引导您到内镜手术室。医生会仔细操作，确保手术顺利完成。

不同 eCura 评价结果的随访及治疗策略	
eCura A	每 6~12 个月进行内镜随访。
eCura B	每 6~12 个月进行内镜随访＋腹部超声或 CT 随访。
eCura C-1	建议行补充治疗（ESD 或外科切除）。
eCura C-2	建议追加外科切除或在充分知情告知后进行随访。

在医生建议下，温大姐决定通过 ESD 来治疗早期胃癌。手术当天，温大姐在医护人员的引导下进入内镜手术室。手术过程中，医生操作精准，成功剥离了病变组织。

手术后

手术非常成功！病理检查显示切缘干净，没有癌细胞残留。您在医院观察 3 天就可以出院了。

赵医生，真是太感谢您了！要不是每年坚持体检，这个早期胃癌可能就发现不了。我深刻体会到健康才是最宝贵的财富，定期体检真的太重要了。

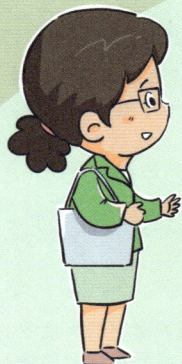

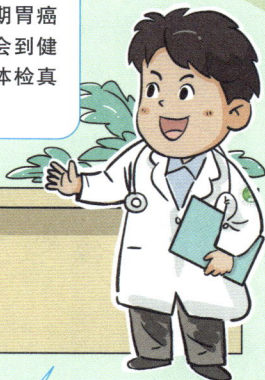

您说得对，早期发现和早期治疗胃癌确实能显著提高治愈率和生存质量。您这次能够及时发现病情，不仅是因为检查及时，更重要的是您对健康的重视程度。希望您今后继续保持这种积极的健康意识，坚持定期体检，好好爱护身体。

温大姐的案例充分说明，胃癌的早期发现和早期治疗对提高治愈率和改善生存质量具有决定性作用。通过定期体检，能够及时发现身体异常，并采取有效治疗，为健康保驾护航。温大姐的幸运不仅在于早期发现了胃癌，更源于她对健康的重视和积极行动，这为她赢得了宝贵的治疗时机。

135

医生的接诊故事 2

张大爷的检查结果陆续出来了。增强 CT 显示，他胃部胀满，胃内存有大量胃内容物，胃周还能看到多个肿大的淋巴结，但未发现远处转移。化验指标方面，肿瘤标志物 CA72-4 为 10.7U/mL，比正常值上限 6.9U/mL 略高。超声胃镜显示胃窦部病灶侵及浆膜层，扫查范围内有多个肿大淋巴结。病理会诊结果为胃窦腺癌，免疫组化指标提示微卫星稳定，HER2 阴性，PD-L1 CPS=1。

张大爷再次来到赵医生的诊室。

> 医生，我的情况严重吗？

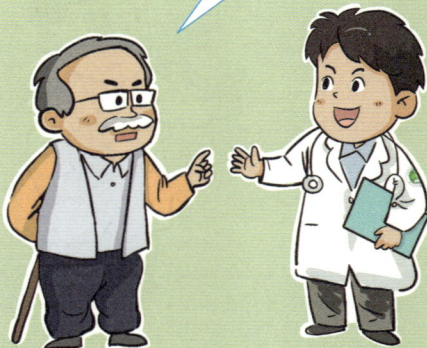

> 您目前处于进展期胃癌，临床分期为 T3N2M0，也就是 Ⅲ 期。根据治疗指南，建议您先接受新辅助化疗，然后再进行手术。

> 张大爷，您胃窦部的病灶造成了幽门狭窄，导致胃内容物潴留。所以需要先下胃肠减压管，把胃里的内容物通过胃管吸出来，然后再留置一根空肠营养管，进行鼻饲营养。这样才能解决营养吸收的问题。而且，新辅助化疗可以缩小肿瘤，提高手术的成功率，还能降低术后复发概率。这是目前适合您的治疗方案。

> 为什么不能直接手术呢？术后再化疗不行吗？

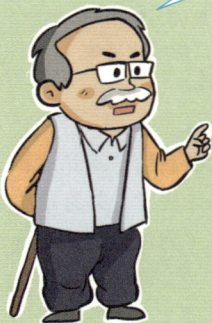

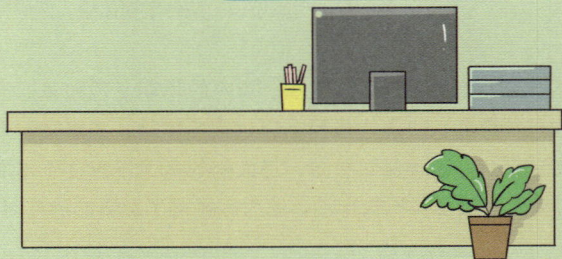

那么化学治疗用什么药？会有副作用吗？

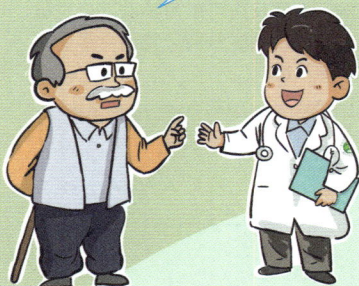

化学治疗药物包括氟尿嘧啶类和铂类药物，可能还会结合靶向或免疫治疗。副作用可能有恶心、呕吐、骨髓抑制等，但我们会用药物来控制。其实，胃癌的治疗不仅有手术，药物治疗也非常重要。新辅助治疗在手术之前进行，其目的在于缩小肿瘤，提升手术效果。鉴于您目前的状况，局部病情比较严重，淋巴结有转移的可能性，所以新辅助治疗比较适合您。

具体采用什么方案呢？

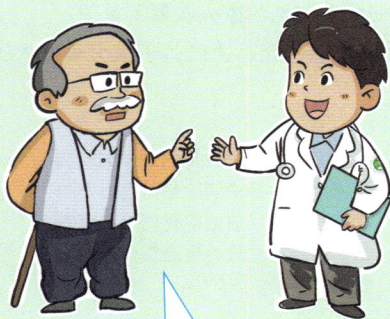

对于局部进展期胃癌，推荐采用氟尿嘧啶类药物与铂类药物联合的化疗方案，或者 FLOT 方案。因为您是 HER2 阴性，所以不会使用曲妥珠单抗。术后辅助治疗通常也会选择类似的方案。

要是病情恶化了该怎么办呢？

对于晚期胃癌患者，一线治疗包含抗 HER2 靶向治疗和免疫疗法。如果病情恶化，可以考虑二线或者后线治疗方案，PD-1 抑制剂或者联合抗血管生成药物。

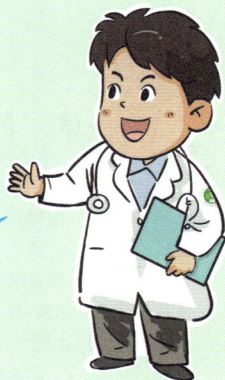

副作用怎么处理？

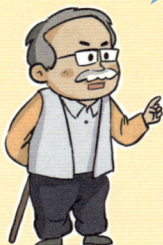

恶心呕吐可以用止吐药，骨髓抑制可以用生长因子，肝肾功能损害可以用保肝利肾药，脱发可以用头皮冷却法，皮肤反应可以用护肤品，过敏反应可以用抗过敏药。我们会尽量减轻您的不适。

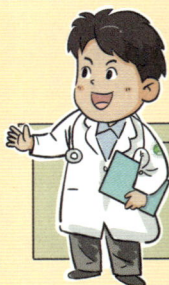

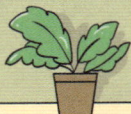

经过赵医生的详细解释，张大爷最终决定听从医生的建议，开始采用 SOX 方案（使用的药物为奥沙利铂和替吉奥）进行化疗。在化疗期间，张大爷没有出现严重的不良反应，仅有轻微恶心和乏力，经过对症处理后，不适症状很快就得到了缓解，在这个过程中张大爷展现出了顽强的毅力和乐观的精神。3 个疗程之后，医生通过复查 CT 评估化疗效果，发现效果非常好，肿瘤明显缩小，而且肿瘤标志物也都降至正常水平，这让张大爷和他的家人看到了希望。

在手术之前，赵医生和张大爷及其家人聚在一起，谈论关于张大爷手术的事宜。

张大爷，今天我们来详细谈谈手术治疗。手术切除是胃癌治疗的核心，也是目前治愈胃癌的主要方法。手术主要分为根治性和非根治性两大类。

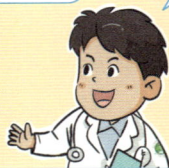

什么是根治性手术？

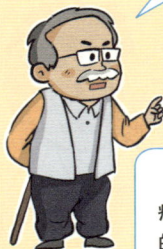

根治性手术的目标是完全清除胃癌原发灶和区域淋巴结。根据病情不同，手术方式也不同。比如标准手术，通常会切除超过 2/3 的胃，并进行 D2 级别的淋巴结清扫。如果是早期胃癌，可能会选择改良手术，部分或全胃切除，伴随 D1 或 D1+ 级别的淋巴结清扫。还有一种是扩大手术，可能涉及更广泛的切除，甚至联合脏器切除和超越 D2 级别的淋巴结清扫。

那非根治性手术呢？

我看新闻上说，现在都有微创手术和机器人手术了，这到底是怎么回事啊？

非根治性手术适用于无法彻底切除肿瘤的患者。比如姑息手术，主要是为了缓解肿瘤导致的并发症（如出血、梗阻等）。还有减瘤手术，适用于存在无法切除的转移但未出现肿瘤并发症的患者。

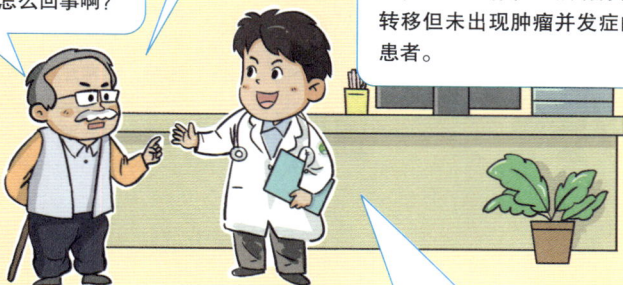

随着医疗技术不断发展，腹腔镜和机器人手术在胃癌治疗方面取得了显著进展。腹腔镜手术已被证实对于早期胃癌治疗既安全又有效，它能够减少术中的出血量，加快胃肠功能的恢复速度，缩短住院时长。对于适合做远端胃大部切除的进展期胃癌患者，已有研究表明，在大型肿瘤中心可以选择开展腹腔镜手术。机器人手术在淋巴结清扫方面显示出了一定的优势，不过它在胃癌治疗中的具体价值，还需要大规模的前瞻性研究来加以证实。

我的胃要全部切除吗？

胃癌的切除范围需要综合考虑肿瘤的部位、大小、分期，以及是否侵犯周围器官等因素。我们的目标是在实现根治性切除的同时，尽量保留您的胃功能。经过对您的病情进行评估，我们认为保留部分胃的可能比较大。

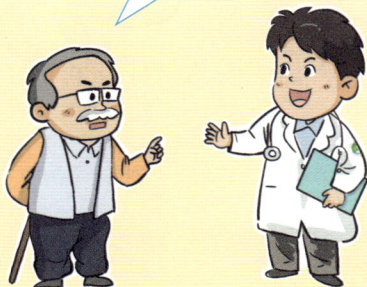

淋巴结清扫要怎么做呢？

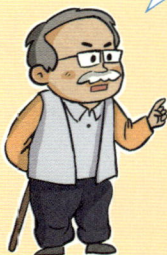

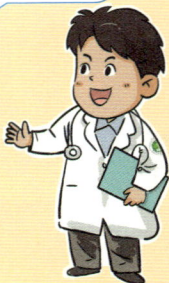

淋巴结清扫的范围要和胃切除范围相匹配。D1 清扫主要是移除与胃大、小网膜相关的淋巴结，而 D2 清扫则更广泛，包括清除腹腔干、肝总动脉、脾动脉和肝十二指肠韧带周围的淋巴结。目前，胃癌诊疗指南要求至少清扫 16 枚以上的淋巴结，通常建议捡取 30 枚及以上淋巴结送病理检查，从而确保准确的分期和预后评估。

胃癌切除后，另一项重要工作是消化道重建。消化道重建的方式因手术方法不同而异。全胃切除术后，我们可能会采用 Roux-en-Y 吻合或空肠间置法；远端胃切除术后，可以选择比尔罗特Ⅰ式或比尔罗特Ⅱ式联合布朗吻合术；保留幽门的胃切除术后，推荐胃胃吻合法术；近端胃切除术后，可能会采用食管残胃吻合或双通道吻合法。

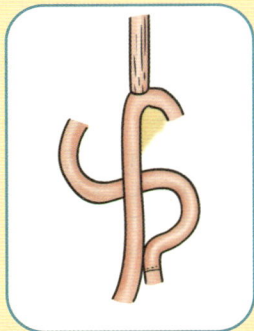

全胃切除食管空肠 Roux-en-Y 吻合

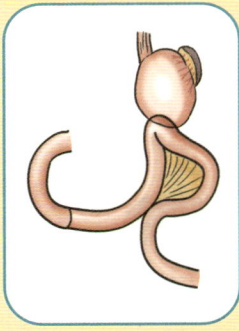

远端胃切除比尔罗特Ⅱ式联合布朗吻合术

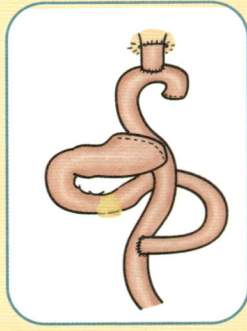

近端胃切除双通道吻合法

几种常见的胃癌消化道重建方式示意图

这些重建方式会影响我的生活质量吗?

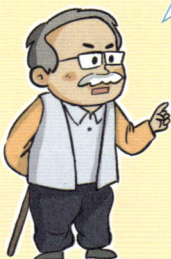

我们会在确保彻底去除肿瘤的前提下,尽可能降低对生理功能的影响。术后可能会出现一些不适症状,不过我们会借助饮食调整等方法,帮助您尽快康复。

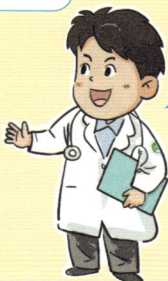

在张大爷手术前,医生也向家属详细说明了胃癌手术常见的并发症,如胃出血、吻合口瘘、十二指肠残端瘘、胃排空障碍(胃瘫)、倾倒综合征、肠梗阻、吻合口狭窄、淋巴漏(乳糜漏)和伤口感染等。这些并发症并不会全部发生,但需要有所准备,这样在发生并发症时就能及时采取相应的处理方法,如止血措施、引流、抗生素治疗、营养支持、药物治疗、胃肠减压、饮食调整、内镜扩张或者手术修复等。

张大爷的手术非常成功,术后恢复也很顺利。术后病理显示:未见溃疡形成、纤维组织增生、炎细胞浸润,未见确切癌组织残留,符合肿瘤退缩分级(TRG1)。在送检的 50 个淋巴结中,也未见恶性成分。

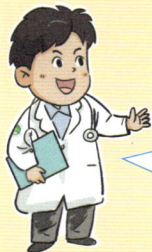

这个病理结果是个好消息,说明术前化疗取得了很好的疗效,在切除的组织和淋巴结里都没有发现癌细胞。即便如此,术后还是建议张大爷进行辅助化疗。

在康复过程中,张大爷严格遵循医嘱,按期接受化疗,调整了饮食习惯,戒掉了烟酒,并且定期去复查。到现在,手术已经过去一年多了,张大爷的身体逐渐恢复了健康。

病例小结:通过张大爷的经历,我们了解到胃癌在早期可能不易察觉,但一些警示症状不可忽视。同时,对于进展期胃癌患者来说,新辅助化疗后的手术效果往往较好,能够显著提高患者的生存质量和生存率。健康的生活方式与及时的医疗干预对胃癌的预防和治疗是非常关键的。

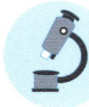

第四节 胃癌治疗后的康复与随访

在温女士和张大爷出院前，医生及其治疗团队为了确保他们能够更好地进行术后康复并按时复查，提供了详细的饮食和健康指导，并根据两人的具体情况制订了相应的随访计划。那么，这些内容具体包括哪些呢？接下来，将为大家——介绍。

在整个胃癌治疗过程中，营养治疗发挥着至关重要的作用。胃癌患者常常面临消化吸收功能下降和食欲减退的问题，而营养治疗能够确保他们在治疗期间获得足够的能量和营养素，维持基本生理功能并提高生活质量。良好的营养状态不仅能够增强患者对手术、放疗和化疗等治疗手段的耐受性，减少并发症，加速康复过程，还能提高患者的免疫力，帮助他们更好地抵抗癌症和治疗过程中可能产生的副作用。因此，营养治疗不仅关系到患者的治疗效果，也直接影响他们的预后和生存质量。

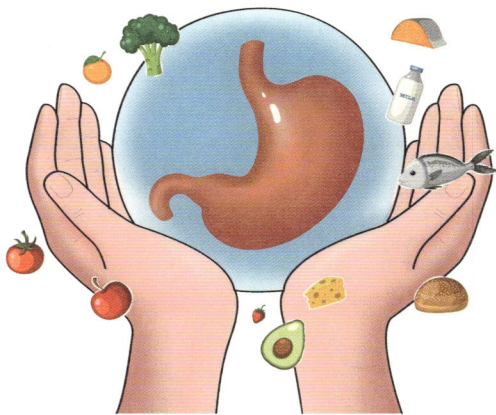

围手术期营养指导

胃癌围手术期营养支持是治疗中非常重要的一部分，包括术前和术后的营养管理。患者入院时应进行营养风险筛查和评估，以确定是否需要营养支持。推荐使用营养风险筛查 2002（NRS-2002）和患者参与的主观全面评定（PG-SGA）作为评价工具。对于近 6 个月内体重下降超过 10%、血清白蛋白低于 30g/L、NRS2002 评分超过 5 分或 PG-SGA 评级为 C 级、体重指数低于 18.5kg/m^2 的患者，推荐进行 7~14 天的术前营养干预，以降低术后并发症，缩短住院时间，提高生活质量。

围手术期营养治疗的首选是口服营养补充剂（ONS），当经口进食无法满足营养需求时，应首选 ONS。若无法经口进食或 ONS 无法满足营养需求，应优先选择肠内营养（EN），在肠道功能允许的前提下进行。若 EN 无法实施或无法满足营养需求，可加用肠外营养（PN）来补充 EN 摄入不足的部分。营养治疗的营养底物应保持合理的碳水化合物及脂肪的供能比例，并注意补充生理需要量的维生素及微量元素，如铁、维生素 B_{12}、维生素 D 等。在围手术期间，免疫营养比标准饮食更有效，推荐使用包含精氨酸、谷氨酰胺、ω-3 多不饱和脂肪酸、核酸的免疫营养，使用时间至少 5~7 天。对于无胃排空障碍或误吸风险的胃癌患者，允许术前 6 小时进软食，术前 2 小时进清流食。术前口服或静脉输注碳水化合物溶液可以减少术后胰岛素抵抗和蛋白质丢失，加速患者康复。术后患者应尽早开始肠内营养，并尽快恢复经口进食。对于经口或肠内营养不耐受的情况，应积极查找原因并调整饮食和肠内营养方案。对围手术期接受营养支持或存在营养风险的患者，出院后建议继续营养治疗，并定期随访与监测营养状况。

NRS-2002 营养风险筛查表

营养状况			疾病严重程度（≈需要量的增加）		
无	0 分	正常营养状态	无	0 分	
轻度	1 分	3 个月内体重丢失大于 5%；或前 1 周的食物摄入低于正常食物需求的 50%~75%	轻度	1 分	髋骨折、慢性疾病有急性并发症；肝硬化、慢性阻塞性肺疾病、长期血液透析、糖尿病、恶性肿瘤
中度	2 分	2 个月内体重丢失大于 5%；或者体重指数为 18.5~20.5，且基本营养状况差；或前一周的食物摄入量为正常食物需求量的 25%~60%	中度	2 分	腹部大手术、脑卒中、重症肺炎、血液系统恶性肿瘤
严重	3 分	1 个月内体重丢失大于 5%（3 个月内大于 15%）；或体重指数小于 18.5 且基本营养状况差；或前 1 周的食物摄入量为正常食物需求量的 0%~25%	严重	3 分	头部损伤、骨髓移植、重症监护的患者（APACHE Ⅱ> 10）
分数			分数		
年龄	如果年龄 ≥ 70 岁，在总分基础上加 1 分				
总分					

注：总分＜3 分，需要每周复评营养风险；总分≥3 分，表明患者有营养风险，需要制定营养计划。

居家饮食指导

　　胃癌患者在居家期间的饮食管理至关重要，不仅关系到患者的营养状况和生活质量，还可能影响疾病的恢复进程。患者应遵循以下饮食指导原则：保持饮食均衡，确保蛋白质、脂肪、碳水化合物、维生素和矿物质的充足摄入。选择易消化的食物，如瘦肉、鱼、蛋、豆制品等，以减轻胃部负担。同时，应采取少食多餐的方式，避免一次性摄入过多食物。避免刺激性食物，如辛辣、油腻、过冷过热的食物，以减少对胃黏膜的刺激。增加新鲜蔬菜和水果的摄入，以补充维生素和矿物质，同时注意食物的烹饪方式，采用蒸、煮、炖等温和方法，避免油炸和烧烤。患者应定期监测体重和营养状况，注意观察饮食后的身体反应，并根据医生和营养师的建议调整饮食计划，以确保饮食安全和营养均衡。

健康生活方式指导

　　对于胃癌患者来说，采取健康的生活方式不仅有助于提高生活质量，还能在一定程度上辅助治疗。以下是一些针对胃癌患者的健康生活方式指导。

　　均衡饮食　保持营养均衡非常重要。尽量多吃新鲜蔬菜和水果，它们富含维生素、矿物质以及抗氧化剂等对身体有益的成分。适量摄入优质蛋白质（如鱼肉、鸡胸肉、豆制品等）。减少红肉及加工肉类的摄入量。避免过咸、过热或过于粗糙的食物刺激胃黏膜。选择健康的烹饪方式，尽量采用蒸、煮、炖、烤等烹饪方法，减少使用烟熏、油炸的方式，以降低有害物质的生成。

　　戒烟限酒　烟草中的有害物质会增加癌症的发生风险，并且可能干扰某些抗癌药物的效果；酒精同样会对消化系统造成伤害。

　　适当运动　根据个人体力状况选择合适的体育活动，如散步、瑜伽或者轻柔体操等，有助于增强体质、改善心情。但需要注意的是，在开始任何新的锻炼计划前最好先咨询医生的意见。

　　充足休息　保证足够的睡眠时间对于恢复身体健康至关重要。良好的睡眠可以帮助减轻疲劳感、提高免疫力。

　　心理调适　面对疾病的压力，积极乐观的态度是非常重要的。可以尝试通过阅读、听音乐等方式放松心情；必要时寻求专业心理咨询师的帮助也是一个不错的选择。

胃癌患者健康生活方式

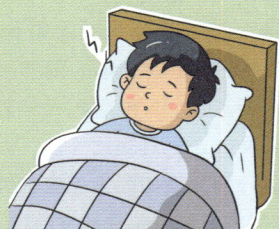

充足休息

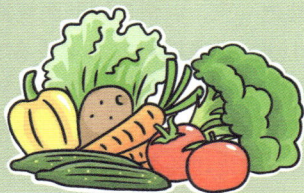

均衡饮食

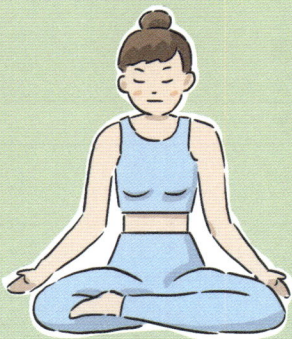

平衡心态

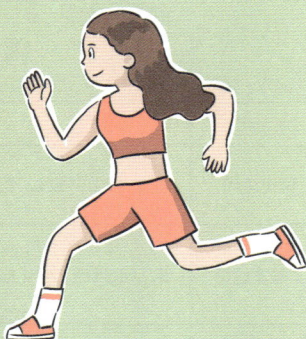

适当运动

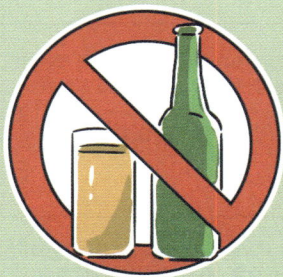

戒酒

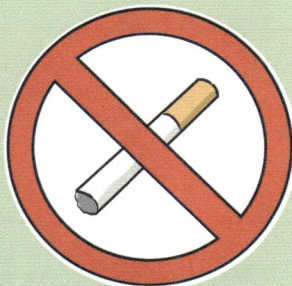

戒烟

对于胃癌患者而言，治疗后的随访极为重要，有助于医生及时掌握患者的健康状况，进而调整治疗方案。早期胃癌患者在手术后的前 2 年，建议每 3~6 个月随访 1 次，以便密切监测恢复情况；第 3~5 年，随访频率可减至每 6~12 个月 1 次。进展期胃癌患者或者接受姑息性治疗的患者，前 2 年的随访频率为是每 3~6 个月 1 次，第 3~5 年调整为每 6~12 个月 1 次，5 年后则每年随访 1 次。而处于Ⅳ期、复发或者症状加重的患者，建议每 3 个月随访 1 次，以确保能够及时发现并处理任何健康问题。这样的随访计划，就如同为患者的健康设置了一个定时提醒，确保他们在康复的道路上能得到持续的关注和支持。

随访内容整理于下表中，大家可根据不同情况进行查阅。

胃癌随访项目表

随访内容	详细说明
病史询问	了解患者的症状、营养状况和恢复情况
实验室检查	包括血常规、生化检查、幽门螺杆菌检测、CEA 和 CA19-9
影像学检查	1. 早期胃癌根治术后患者第 1 年内每 6 个月进行 1 次胸部、腹部和骨盆增强 CT 或超声检查，第 2~5 年期间每年检查 1 次 2. 进展期胃癌根治术后及不可切除姑息性治疗后患者前 2 年每 6~12 个月进行 1 次影像学检查，然后每年 1 次
内镜检查	1. 胃癌手术后的第 1 年内进行胃镜检查和活组织检查，以评估胃黏膜的状况 2. 如果在胃镜检查和病理活检中发现高级别上皮内瘤变或有胃癌复发的迹象，应在接下来的 1 年内再次进行复查 3. 建议每年至少进行 1 次胃镜检查，以密切关注患者的恢复进程和早期发现可能的复发或新的变化
注意事项	这些随访计划为一般性指导，具体的随访安排可以根据患者的自身病情和主管医生的专业建议来确定。当出现症状恶化和新发症状时，要随时随访

引导图——胃癌的筛查

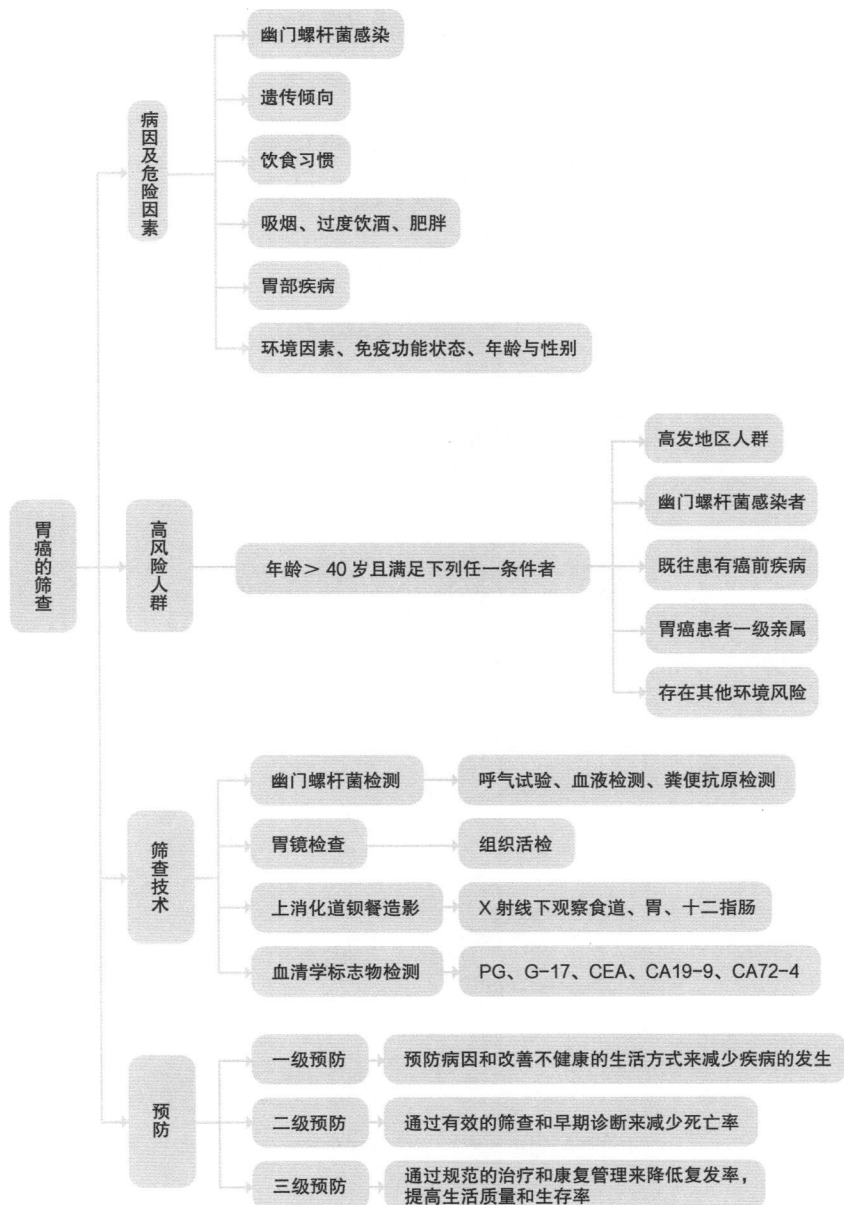

```
                    ┌─ 幽门螺杆菌感染
                    │
                    ├─ 遗传倾向
                    │
            病因及   ├─ 饮食习惯
            危险因素  │
                    ├─ 吸烟、过度饮酒、肥胖
                    │
                    ├─ 胃部疾病
                    │
                    └─ 环境因素、免疫功能状态、年龄与性别

                                              ┌─ 高发地区人群
                                              │
                                              ├─ 幽门螺杆菌感染者
            高风险   年龄＞40 岁且满足下列任一条件者 ├─ 既往患有癌前疾病
            人群                                │
                                              ├─ 胃癌患者一级亲属
                                              │
                                              └─ 存在其他环境风险

            筛查    ┌─ 幽门螺杆菌检测 ── 呼气试验、血液检测、粪便抗原检测
            技术    ├─ 胃镜检查 ── 组织活检
                    ├─ 上消化道钡餐造影 ── X 射线下观察食道、胃、十二指肠
                    └─ 血清学标志物检测 ── PG、G-17、CEA、CA19-9、CA72-4

            预防    ┌─ 一级预防 ── 预防病因和改善不健康的生活方式来减少疾病的发生
                    ├─ 二级预防 ── 通过有效的筛查和早期诊断来减少死亡率
                    └─ 三级预防 ── 通过规范的治疗和康复管理来降低复发率，提高生活质量和生存率
```

胃癌的筛查

引导图——胃癌的诊断

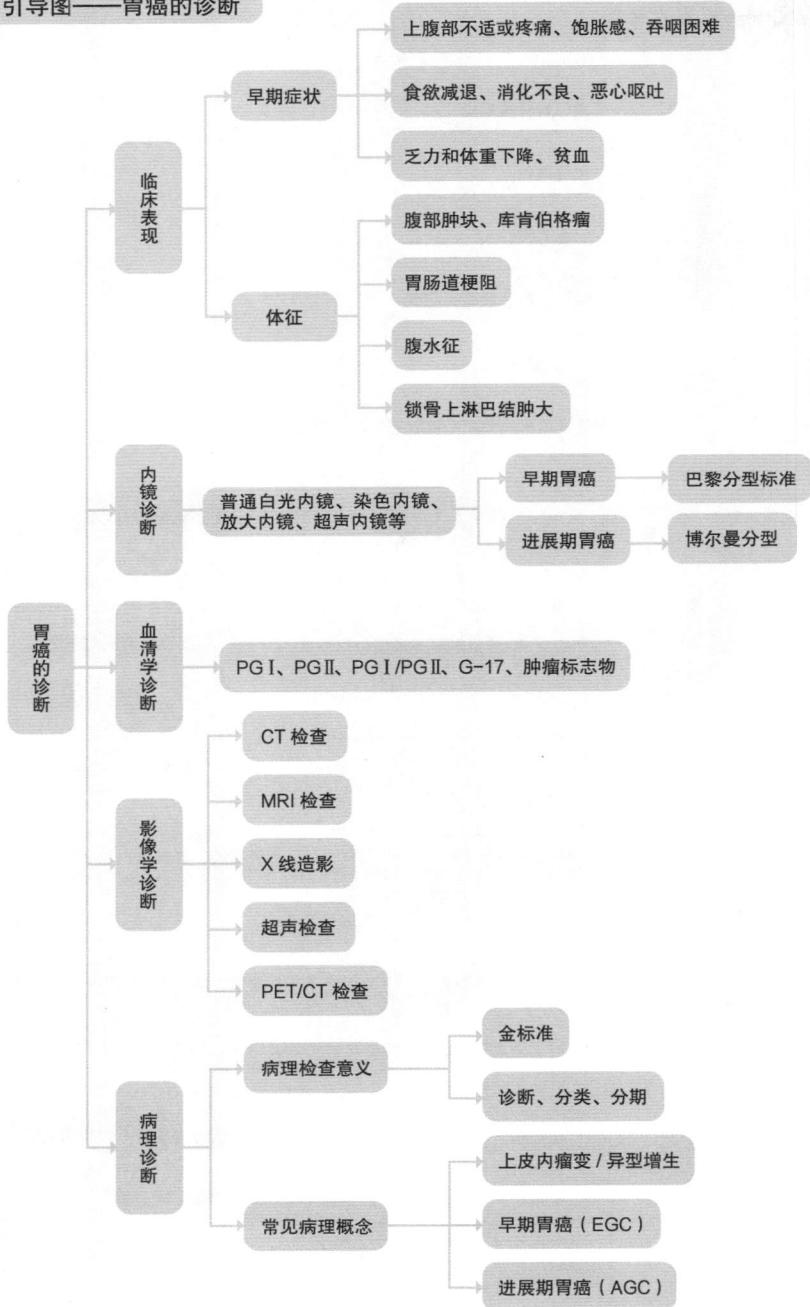

```
胃癌的诊断
├─ 临床表现
│   ├─ 早期症状
│   │   ├─ 上腹部不适或疼痛、饱胀感、吞咽困难
│   │   ├─ 食欲减退、消化不良、恶心呕吐
│   │   └─ 乏力和体重下降、贫血
│   └─ 体征
│       ├─ 腹部肿块、库肯伯格瘤
│       ├─ 胃肠道梗阻
│       ├─ 腹水征
│       └─ 锁骨上淋巴结肿大
├─ 内镜诊断
│   └─ 普通白光内镜、染色内镜、放大内镜、超声内镜等
│       ├─ 早期胃癌 ── 巴黎分型标准
│       └─ 进展期胃癌 ── 博尔曼分型
├─ 血清学诊断
│   └─ PGⅠ、PGⅡ、PGⅠ/PGⅡ、G-17、肿瘤标志物
├─ 影像学诊断
│   ├─ CT 检查
│   ├─ MRI 检查
│   ├─ X 线造影
│   ├─ 超声检查
│   └─ PET/CT 检查
└─ 病理诊断
    ├─ 病理检查意义
    │   ├─ 金标准
    │   └─ 诊断、分类、分期
    └─ 常见病理概念
        ├─ 上皮内瘤变/异型增生
        ├─ 早期胃癌（EGC）
        └─ 进展期胃癌（AGC）
```

引导图——胃癌的治疗

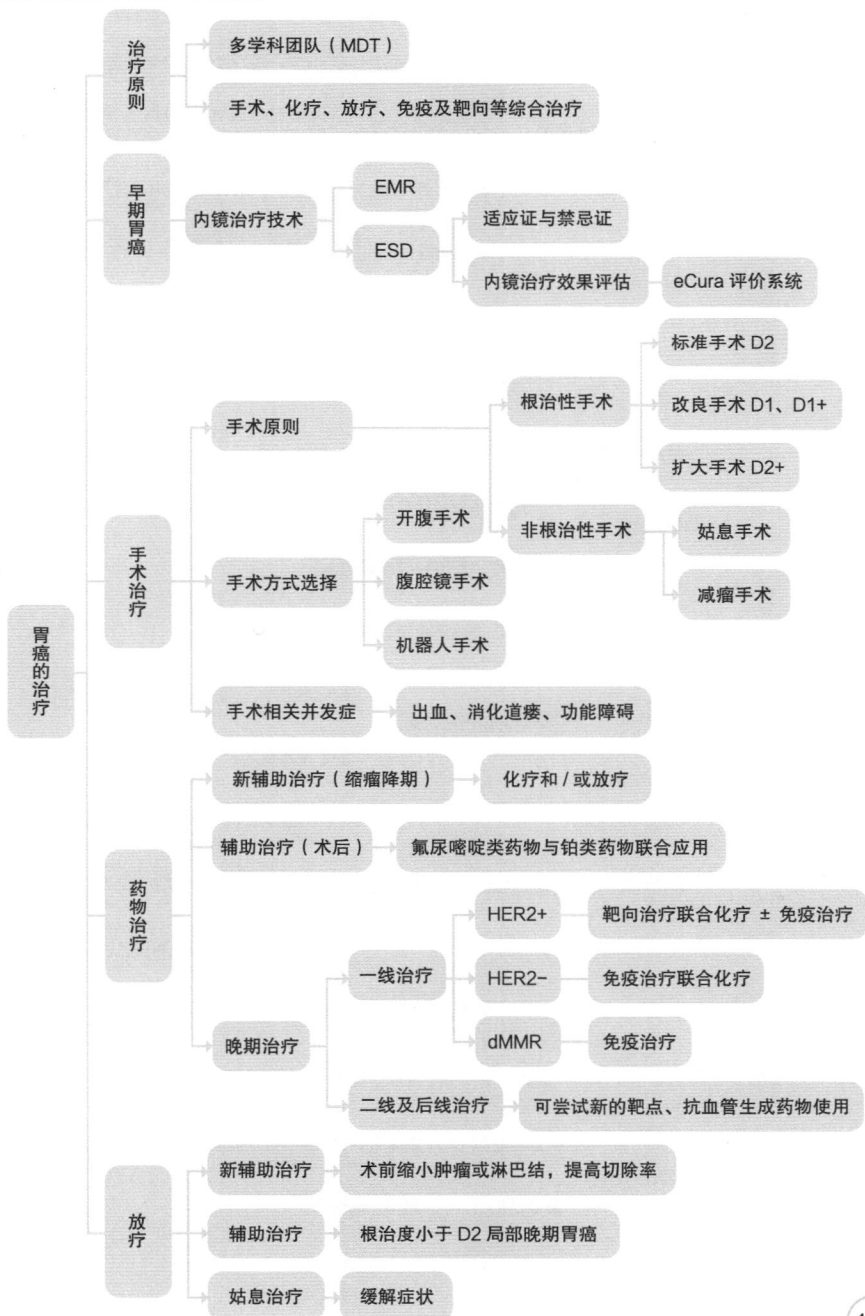

```
胃癌的治疗
├─ 治疗原则
│   ├─ 多学科团队（MDT）
│   └─ 手术、化疗、放疗、免疫及靶向等综合治疗
│
├─ 早期胃癌
│   └─ 内镜治疗技术
│       ├─ EMR
│       └─ ESD
│           ├─ 适应证与禁忌证
│           └─ 内镜治疗效果评估 ── eCura 评价系统
│
├─ 手术治疗
│   ├─ 手术原则
│   │   ├─ 根治性手术
│   │   │   ├─ 标准手术 D2
│   │   │   ├─ 改良手术 D1、D1+
│   │   │   └─ 扩大手术 D2+
│   │   └─ 非根治性手术
│   │       ├─ 姑息手术
│   │       └─ 减瘤手术
│   ├─ 手术方式选择
│   │   ├─ 开腹手术
│   │   ├─ 腹腔镜手术
│   │   └─ 机器人手术
│   └─ 手术相关并发症 ── 出血、消化道瘘、功能障碍
│
├─ 药物治疗
│   ├─ 新辅助治疗（缩瘤降期）── 化疗和／或放疗
│   ├─ 辅助治疗（术后）── 氟尿嘧啶类药物与铂类药物联合应用
│   └─ 晚期治疗
│       ├─ 一线治疗
│       │   ├─ HER2+ ── 靶向治疗联合化疗 ± 免疫治疗
│       │   ├─ HER2- ── 免疫治疗联合化疗
│       │   └─ dMMR ── 免疫治疗
│       └─ 二线及后线治疗 ── 可尝试新的靶点、抗血管生成药物使用
│
└─ 放疗
    ├─ 新辅助治疗 ── 术前缩小肿瘤或淋巴结，提高切除率
    ├─ 辅助治疗 ── 根治度小于 D2 局部晚期胃癌
    └─ 姑息治疗 ── 缓解症状
```

引导图——胃癌治疗后的康复与随访

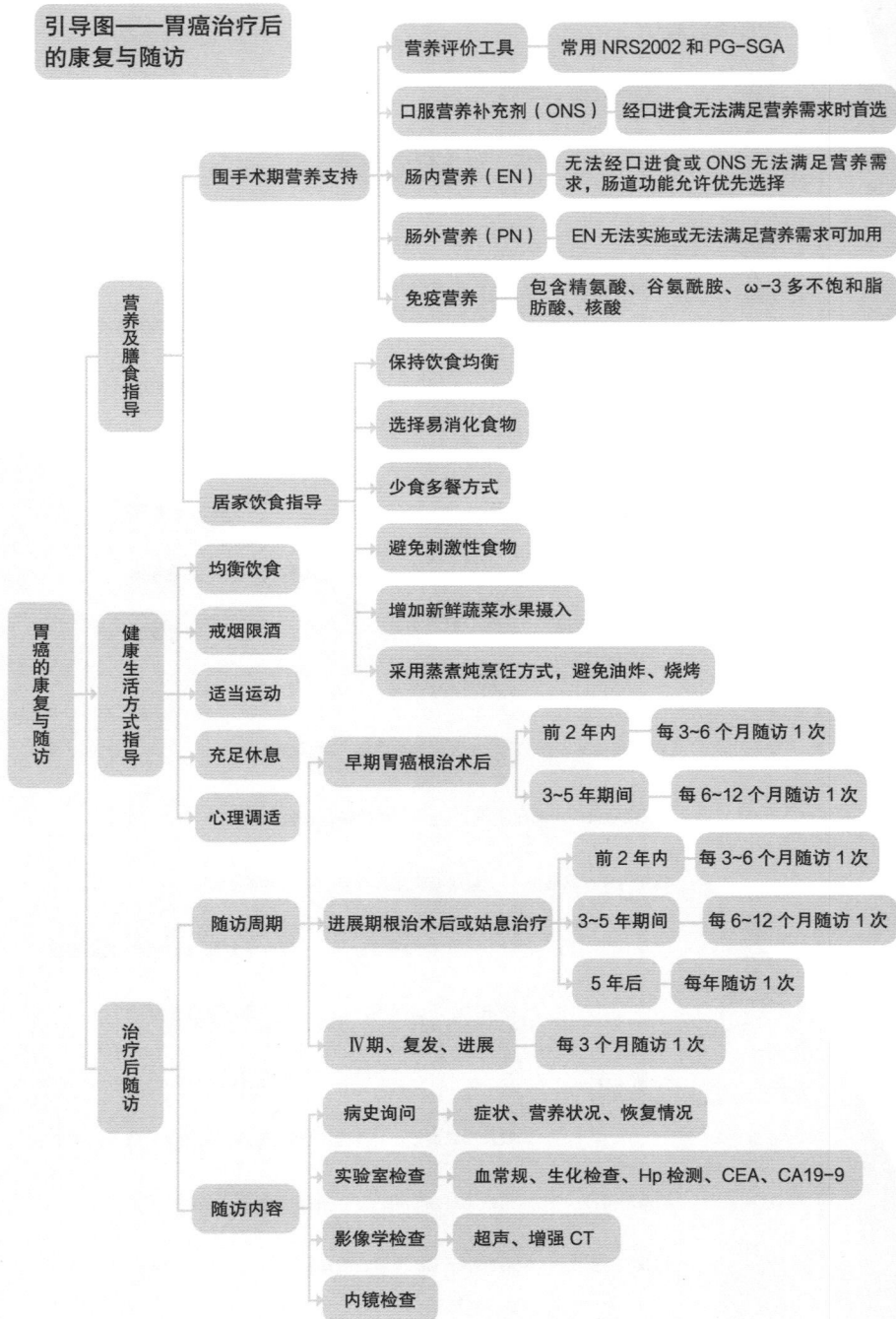

胃癌的康复与随访

- 营养及膳食指导
  - 围手术期营养支持
    - 营养评价工具 —— 常用 NRS2002 和 PG-SGA
    - 口服营养补充剂（ONS）—— 经口进食无法满足营养需求时首选
    - 肠内营养（EN）—— 无法经口进食或 ONS 无法满足营养需求，肠道功能允许优先选择
    - 肠外营养（PN）—— EN 无法实施或无法满足营养需求可加用
    - 免疫营养 —— 包含精氨酸、谷氨酰胺、ω-3 多不饱和脂肪酸、核酸
  - 居家饮食指导
    - 保持饮食均衡
    - 选择易消化食物
    - 少食多餐方式
    - 避免刺激性食物
    - 增加新鲜蔬菜水果摄入
    - 采用蒸煮炖烹饪方式，避免油炸、烧烤
- 健康生活方式指导
  - 均衡饮食
  - 戒烟限酒
  - 适当运动
  - 充足休息
  - 心理调适
- 治疗后随访
  - 随访周期
    - 早期胃癌根治术后
      - 前 2 年内 —— 每 3~6 个月随访 1 次
      - 3~5 年期间 —— 每 6~12 个月随访 1 次
    - 进展期根治术后或姑息治疗
      - 前 2 年内 —— 每 3~6 个月随访 1 次
      - 3~5 年期间 —— 每 6~12 个月随访 1 次
      - 5 年后 —— 每年随访 1 次
    - IV 期、复发、进展 —— 每 3 个月随访 1 次
  - 随访内容
    - 病史询问 —— 症状、营养状况、恢复情况
    - 实验室检查 —— 血常规、生化检查、Hp 检测、CEA、CA19-9
    - 影像学检查 —— 超声、增强 CT
    - 内镜检查

审稿专家

赵岩 教授

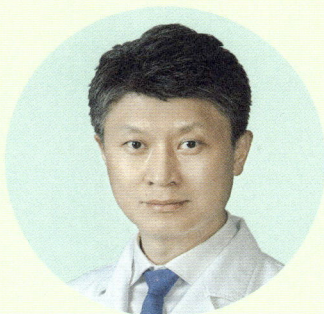

辽宁省肿瘤医院副院长、主任医师

获评"兴辽英才计划"领军医学名家、辽宁省"百千万人才工程"千层次人才、辽宁省优秀科技工作者。荣获中国抗癌协会青年理事会突出贡献奖、中国医师协会人文医生荣誉称号、辽宁省卫生健康委员会优秀共产党员奖、辽宁省自然科学学术成果奖二等奖

- 中国抗癌协会癌症筛查与早诊早治专业委员会　副主任委员
- 中国抗癌协会胃肠间质瘤专业委员会　常务委员
- 中国抗癌协会胃癌专业委员会　委员
- 中国临床肿瘤学会 CSCO 胃癌专家委员会　常务委员
- 辽宁省抗癌协会肿瘤多学科协作诊疗专业委员会　主任委员

擅长胃部恶性肿瘤外科为主的综合治疗；胃癌复杂病例、残胃癌的综合治疗；消化道恶性肿瘤的遗传学咨询；胃肠间质瘤（GIST）的综合诊疗；消化道神经内分泌肿瘤的综合诊疗；肿瘤营养治疗；医院多学科诊疗 MDT 的倡导者和推动者。

第六章
宫 颈 癌

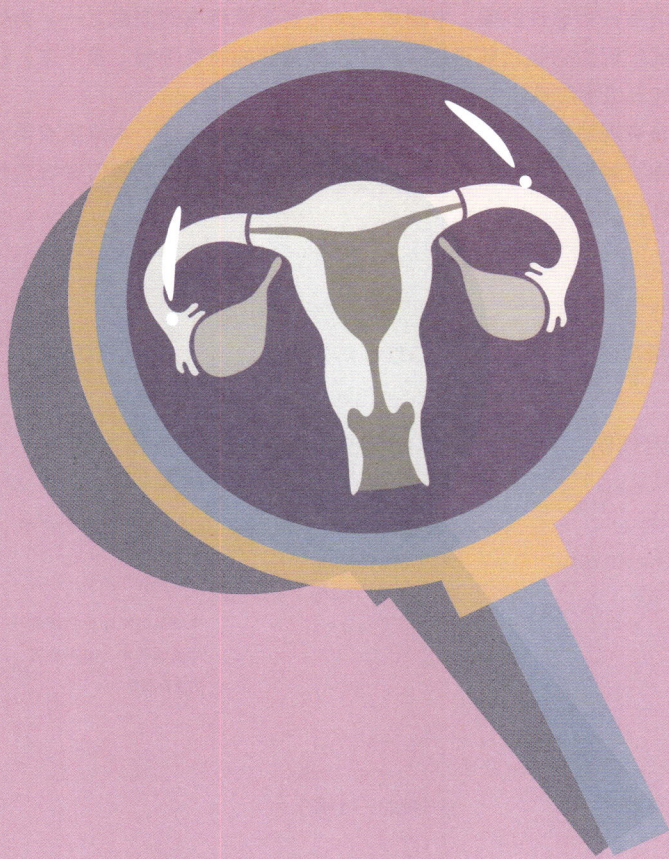

宫 颈 癌

　　宫颈癌是女性常见的恶性肿瘤之一。根据全球癌症最新数据统计，2022 年全球宫颈癌新发病例 66.1 万，死亡病例 34.8 万。在我国，宫颈癌的防控形势同样严峻。根据全国肿瘤登记数据报告，2022 年我国宫颈癌新发病例 15.1 万，发病率 13.8/10 万，死亡病例 5.6 万，死亡率 4.5/10 万，且发病率与死亡率均呈上升趋势。早期宫颈癌的治愈率可高达 80%~90% 以上，而晚期宫颈癌的五年生存率仅为 20%~30%，防控宫颈癌至关重要。

　　2020 年 11 月 17 日，世界卫生组织发布《加速消除宫颈癌全球战略》，全球首次承诺消除一种恶性肿瘤，中国是 194 个签署承诺书的国家之一。为什么选定宫颈癌呢？因为它是目前已经实现了三级预防的恶性肿瘤。接下来，我们看看宫颈癌的三级预防具体内容。

　　为了早日实现消除宫颈癌的目标，早诊早治是关键一环。本章重点带大家了解如何实现宫颈癌的早期发现、早期诊断和早期治疗，以及如何做好治疗后的随访及康复。

一级预防	二级预防	三级预防
病因预防	**早期筛查**	**规范化治疗与康复预防**
HPV 疫苗接种 健康教育	宫颈癌筛查 癌前病变的治疗	针对已经确诊的宫颈癌患者进行规范化治疗、健康管理和康复支持等
主要目的是减少宫颈癌的发生	主要目的是促进宫颈癌的早发现、早诊断	主要目的是减少宫颈癌导致的死亡，提高患者的生存质量

宫颈癌的三级预防

第一节 宫颈癌的筛查与诊断

医生接诊记 1

28 岁的小薇一直觉得宫颈癌离自己很遥远，直到她的母亲因绝经后阴道流血到医院就诊，被诊断为晚期宫颈癌，需要住院进行放化疗。这时，小薇才意识到"如果能早点发现就好了"。的确，即使是令人恐慌的恶性肿瘤，如果能实现"三早"——早期发现、早期诊断、早期治疗，结局将完全不同。

宫颈癌可以通过一些检查被早期发现吗？

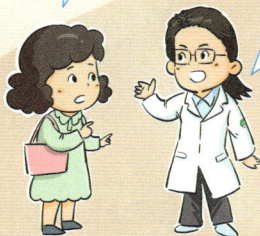

宫颈癌的致病因素明确，是由高危型人乳头瘤病毒（HPV）持续感染所致。宫颈癌的发生是一个从 HPV 感染到宫颈癌前病变，再到宫颈癌的连续发展过程。所谓"冰冻三尺非一日之寒"，宫颈癌的发生过程缓慢，通常需要 10~20 年，这为我们提供了足够的时间窗进行早期筛查。此外，宫颈位于阴道内，易于暴露和观察，便于取样。目前已有安全、简单、经济且易于接受的筛查方法，并具备完整的筛查方案、异常结果管理方案及有效的治疗手段。因此，我们可以肯定地回答："宫颈癌是可以早期筛查的。"

宫颈癌有哪些危险因素呢？

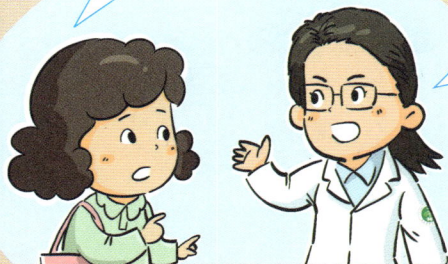

在子宫颈发生癌变的过程中，高危型 HPV 感染是最主要的危险因素，同时还有其他危险因素协同作用，促使 HPV 感染持续存在并最终发展为宫颈癌。

性生活过早、性伴侣过多或配偶性伴侣过多

不愿意主动接受宫颈癌筛查

受教育程度和社会经济水平较低

阴道炎症造成的阴道菌群失调

个人卫生习惯较差及保健意识缺乏

吸烟、饮酒、长期口服避孕药物

多孕多产、营养不良

机体免疫功能低下（如感染 HIV、曾接受器官移植、患有免疫性疾病）

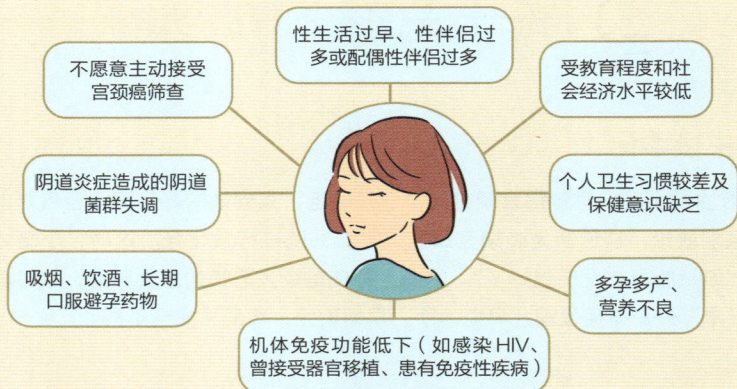

宫颈癌其他危险因素

宫颈癌筛查具体需要做哪些检查？

在宫颈癌筛查中，普遍采用的是细胞学检查和高危型 HPV 检测两种方法，下面将逐一详细介绍。

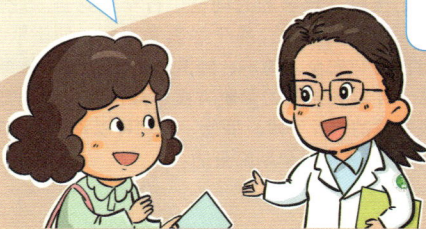

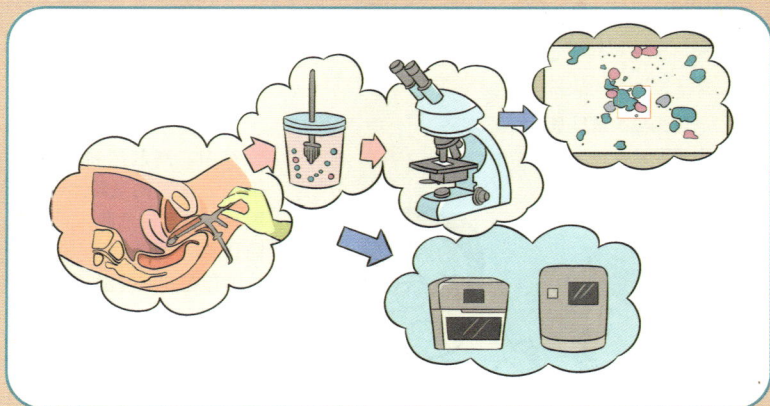

细胞学检查和 HPV 检测

小讲堂

细胞学检查

20世纪40年代，传统的巴氏涂片作为最早的宫颈癌细胞学筛查技术被广泛应用。该方法通过采集宫颈脱落细胞，经过涂片染色后，在显微镜下观察细胞形态并进行细胞学分类诊断。经半个多世纪的应用，细胞学筛查使宫颈癌的死亡率下降了50%~70%。然而，传统巴氏涂片灵敏度仅为30%~40%。到了20世纪末，细胞学方法迎来了升级版——液基薄层细胞学检查（TCT）。TCT能够获得优质且清晰的图片，其灵敏度提升至53%~81%，特异度超过90%，假阴性率较巴氏涂片法显著降低。

未见上皮内病变细胞或恶性细胞（NILM）

其他（是指在年龄≥45岁妇女的涂片中见到子宫内膜细胞而未发现鳞状或腺上皮病变细胞或恶性细胞）

判读结果总体分为三大类 → 上皮细胞异常

鳞状上皮异常：
- 非典型鳞状细胞不能明确意义（ASC-US）
- 非典型鳞状细胞不除外高级别鳞状上皮内病变（ASC-H）
- 低级别鳞状上皮内病变（LSIL）
- 高级别鳞状上皮内病变（HSIL）
- 宫颈鳞状细胞癌（SCC）

腺细胞异常：
- 非典型腺细胞无具体指定（AGC）
- 非典型腺细胞倾向瘤变（AGC-FN）
- 宫颈管原位腺癌（AIS）
- 腺癌（adenocarcinoma）

采用国际通行的2014版《宫颈细胞学Bethesda报告系统》，使质量控制规范化、均质化。

小讲堂

高危型 HPV 检测

1983 年，德国科学家哈拉尔德·楚尔·豪森（Harald zur Hausen）及其合作者在宫颈癌组织标本中发现了 HPV16 和 HPV18 病毒，这一发现为宫颈癌的病因学研究奠定了科学的理论基础。基于他的研究成果，人类成功开发出了用于宫颈癌筛查的 HPV 检测方法以及能够有效预防宫颈癌的 HPV 疫苗。HPV 检测具有高敏感性、客观性及可重复性强。若 HPV 结果为阴性，则可采取较长的筛查间隔。

HPV 病毒那么微小，我们是如何检测到它的呢？

这主要得益于现代分子生物学技术的进步，HPV 检测技术可分为扩增法和非扩增法两大类。

宫颈癌筛查操作简单、无创，可以说是"短短一分钟，远离宫颈癌"。

检查会不会很疼？

拿到 HPV 检测结果后，应该如何解读呢？

不同的检测方法所显示的结果意义有所不同。

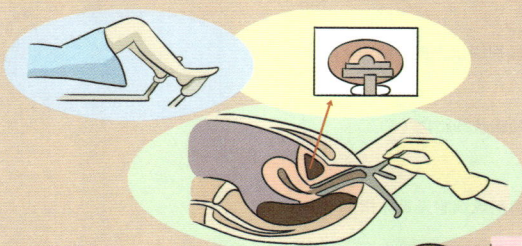

宫颈癌筛查取样过程：先取 TCT，后取 HPV。

听完医生的讲解，小薇终于放下了心理负担，决定尽快进行宫颈癌筛查。

筛查前需要做哪些准备？

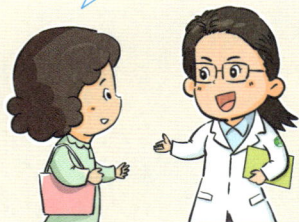

主要有三个方面需要注意。

1. 检查前 48 小时内避免阴道性交、冲洗和上药，同时避开经期进行检查。

2. 如果阴道有急性炎症，建议康复后再进行筛查。

3. 检查前先排尿。

小薇如期接受了宫颈癌筛查，一周后她拿到了结果，细胞学检查提示低级别鳞状上皮内病变（LSIL），HPV58 型阳性。小薇意识到自己的筛查结果出现了异常，开始担心自己是否患上了宫颈癌。

医生，我的筛查结果异常，情况严重吗？

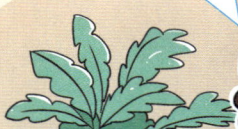

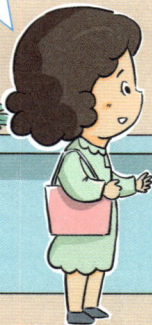

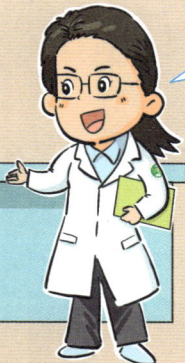

筛查结果异常并不代表已经患上宫颈癌或癌前病变。

小讲堂

三阶梯诊断

实际上，筛查只是一个初步检查，对于筛查异常或阳性的患者，需要进一步确诊，确诊后再根据具体情况采取必要的治疗措施。目前，国内外最常用的宫颈癌及癌前病变早期筛查与诊断的方法是三阶梯诊断方法，即宫颈癌筛查、阴道镜检查和组织病理学诊断。

宫颈癌筛查 ➡ 阴道镜检查 ➡ 组织病理学诊断

筛查异常 ≠ 患宫颈癌

- 筛查结果异常
- 临床表现可疑宫颈癌

- 诊断"金标准"
- p16、Ki67 免疫组化
- 染色可以辅助诊断

三阶梯诊断方法

小讲堂

阴道镜检查

　　阴道镜检查通过光学或电子技术进行放大观察，并结合醋酸试验和碘试验，能够更精准地发现可疑病变区域，准确定位取材部位。这对于后续病理确诊和减少漏诊风险至关重要。此外，阴道镜的评估结果还可以为治疗提供指导。

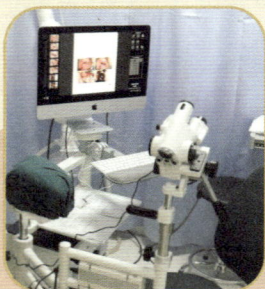

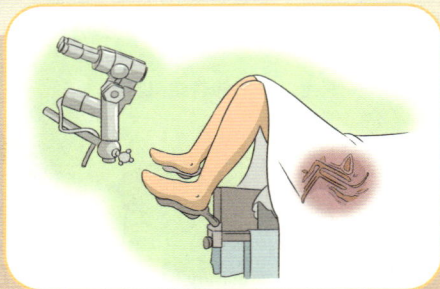

阴道镜检查

哪些人需要做阴道镜检查？

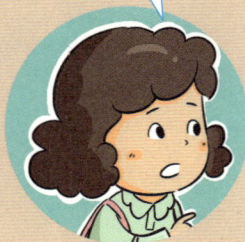

阴道镜检查指征
1　异常或不确定的宫颈癌筛查结果，如细胞学检查＞ASC-US、细胞学结果为ASC-US且HPV检测阳性者、HPV16/18阳性者、HPV持续阳性者。
2　肉眼可疑或其他检查有宫颈溃疡、肿物或赘生物或可疑。不明原因的下生殖道异常出血、反复性交后出血或不明原因阴道排液等。
3　外阴、阴道HPV相关鳞状上皮病变。
4　下生殖道癌前病变治疗后随访。

进行阴道镜检查前，需要做好哪些准备？

拿到一份阴道镜报告，我们应该如何解读？

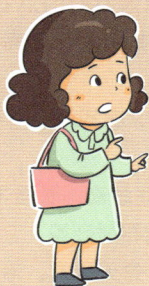

阴道镜检查前的要求和准备
1 受检者检查前 48 小时内避免阴道性交、冲洗和上药；尽量避开经期检查。
2 绝经后生殖道上皮呈萎缩性改变者，建议可在检查前 2~3 周局部应用雌激素以提高阴道镜检查质量。
3 检查前如有急性下生殖道感染，建议治疗后检查。

　　阴道镜检查报告描述遵循 2011 年国际宫颈病理与阴道镜联盟（IFCPC）推荐的术语标准。首先，要进行三方面的总体评估。

①	充分性评估。评估是否存在影响检查可靠性的因素，如炎症、出血或瘢痕等。如有这些情况，应在报告中明确注明。
②	鳞柱交接部可见性评估。根据鳞柱交接部的可见程度分为以下 3 种情况：完全可见、部分可见和不可见。
③	宫颈转化区（TZ）类型评估。TZ1 型：转化区完全位于宫颈外口以外，能够全部观察到。TZ2 型：部分转化区位于宫颈管内，但借助器械暴露后可完全观察到。TZ3 型：部分转化区位于宫颈管内，无法完全观察到。转化区是宫颈容易发生病变的区域，转化区类型反映了病变好发部位可能在宫颈外口以外或者在颈管内，这对指导活检部位或宫颈管搔刮以及制订治疗范围有着重要意义。

　　接下来，要综合阴道镜下上皮和血管的改变来做出阴道镜诊断。

　　1. 正常阴道镜下所见原始鳞状上皮（成熟、萎缩），柱状上皮（外移），化生鳞状上皮，纳氏囊肿，腺开口，妊娠期蜕膜。

　　2. 异常阴道镜下所见　可以将宫颈想象成时钟，用钟点来标识病变部位。与此同时，要注意描述病变范围及其与转化区的关系，是在转化区以内还是以外；还要描述病变累及的象限数，病变面积占宫颈表面面积的百分比，以及向宫颈管内和穹窿延伸的程度。

（1）低级别病变的图像特征：薄的醋白上皮、边界不规则的图样、细镶嵌样改变、细点状血管。

（2）高级别病变的图像特征：醋白上皮快速出现、厚醋白上皮、袖口状腺体开口、病变边界锐利、粗大不一的镶嵌样改变、粗大不一的点状血管、病变内部醋白分界和脊样隆起。除此之外，上皮易于卷曲剥脱也与高级别病变有关。

（3）非特异性改变：白斑（角化、过度角化），糜烂，鲁氏碘液（即宫颈黏膜碘试验）染色或不染色。

3. 可疑浸润癌　可见非典型血管，其他征象，如脆性血管、表面不规则、外生型病变（如菜花样肿物）、坏死样、溃疡样、水桶样增粗质硬等。

4. 其他　先天性转化区、湿疣、息肉、炎症、狭窄、先天异常、治疗后宫颈改变、子宫内膜异位症等。

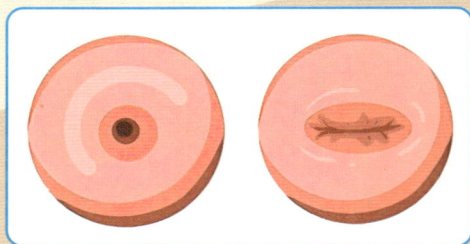

正常宫颈

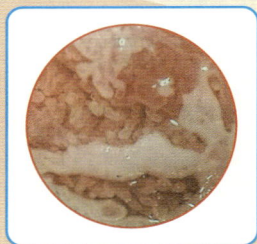

宫颈低级别病变

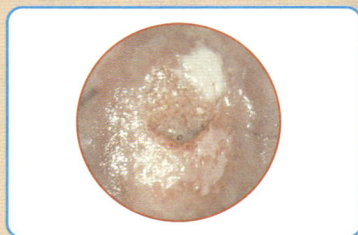

宫颈高级别病变

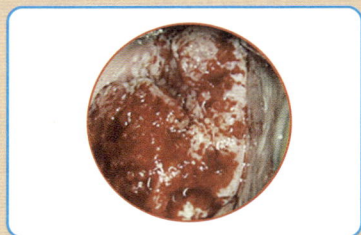

宫颈癌

不同结果的阴道镜图片

组织病理学检查

阴道镜下宫颈活检指对宫颈所有可见异常区域进行多点定位取材并送组织病理学检查，是癌前病变的确诊方法，也是"金标准"。活检标本在 4% 中性甲醛溶液中固定后送检，经 HE 染色后显微镜下观察病理形态特征。对细胞学筛查结果为高级别异常者即使阴道镜下未见明显病变，也要在宫颈四个象限的鳞柱交接部（SCJ）进行随机活检，必要时行宫颈管搔刮（妊娠期除外），以提高癌前病变检出率。其中 CIN2 诊断重复性差，可借助 p16、Ki67 免疫组织化学染色辅助诊断。

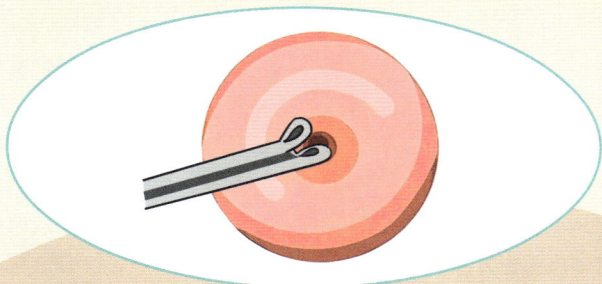

宫颈活检示意图

小薇的筛查结果虽提示异常，但幸运的是，经阴道镜活检被确诊为宫颈高级别鳞状上皮内病变（HSIL/CIN2）。因为及时进行了筛查，小薇的宫颈病变还处于癌前病变阶段，下一步只要进行规范治疗就能够痊愈，从而阻止宫颈癌的发生。

宫颈癌筛查方案

在我国，适宜的宫颈癌筛查方案有哪些呢？

通过前面的学习，我们已经知道宫颈癌筛查的重要性，也对常用的筛查方法有所了解。但随之而来的是一系列问题，例如从什么年龄开始筛查？多久筛查一次？筛查结果正常或者异常时，下一步该如何处理？接下来，让我们一同探索适宜的筛查方案。

目前，综合国内外宫颈癌筛查的最新进展以及我国国情，2023 年的《宫颈癌综合防控指南（第 2 版）》和《中国肿瘤整合诊治指南——癌前病变》推荐了我国最新的宫颈癌筛查方案，具体内容如下。

筛查起始年龄	一般风险女性，推荐其筛查起始年龄为 25~30 岁。从人群筛查的成本效益考虑，建议起始年龄为 35 岁。存在高危因素的女性，其筛查年龄应提前。
筛查终止年龄	我国 65 岁及以上女性，如果在过去 10 年内，每 3 年进行一次细胞学检查且连续 3 次无异常，或者每 5 年进行 1 次 HPV 检测且连续 2 次检测为阴性，又或者联合筛查结果为阴性，同时没有 CIN2、CIN3、AIS 或者宫颈浸润癌患病史，那么就无须继续进行筛查。

　　一定要记得提醒自己或者身边的适龄妇女，到了筛查年龄就要及时进行筛查。适龄妇女在接种 HPV 疫苗后，仍然需要定期接受宫颈癌筛查。

　　我国地域辽阔，经济和卫生技术水平发展不均衡，宫颈癌的疾病负担差异较大，单一的筛查方法无法满足不同地区的需求，需要根据当地的人力和经济资源条件因地制宜地选择适宜的筛查方案。目前，我国针对一般风险人群推荐以下三种宫颈癌筛查方案：HPV 初筛、细胞学初筛、HPV 和细胞学联合筛查。

　　如果你处于 25~29 岁，推荐采用细胞学筛查。

　　如果你处于 30~64 岁，首选高危型 HPV 初筛，也可以选择细胞学初筛或者 HPV 和细胞学联合筛查。

细胞学检查为初筛的筛查流程

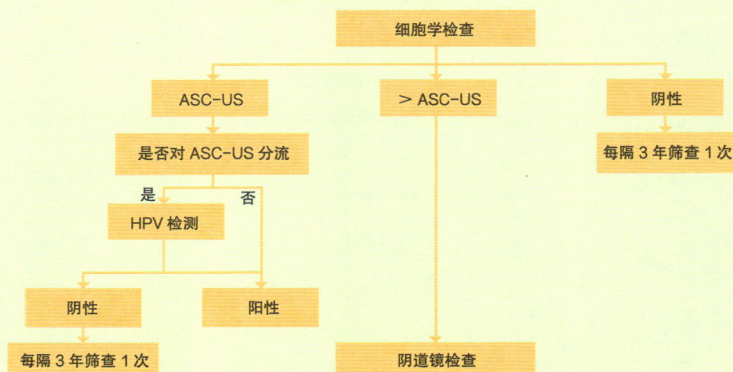

细胞学检查

ASC-US　　　　> ASC-US　　　　阴性

是否对 ASC-US 分流　　　　　　每隔 3 年筛查 1 次

是　否

HPV 检测

阴性　　　　阳性

每隔 3 年筛查 1 次　　　　阴道镜检查

HPV 检测为初筛的筛查流程

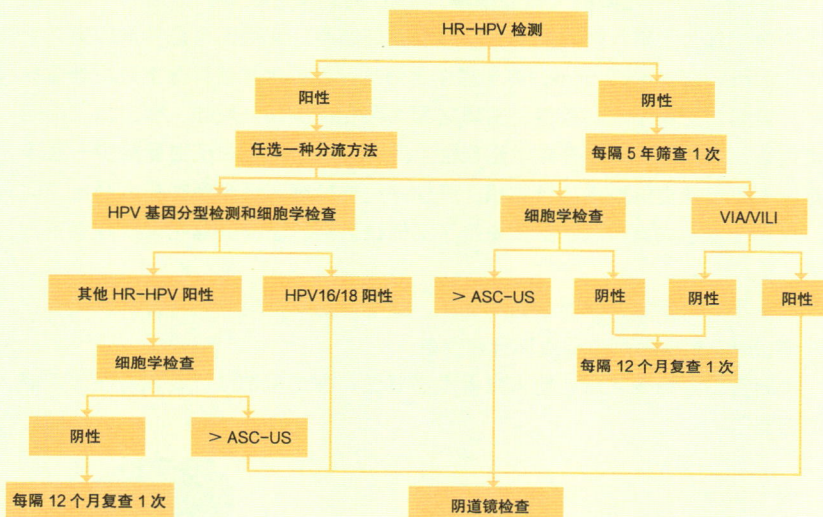

HR-HPV 检测

阳性 → 任选一种分流方法

阴性 → 每隔 5 年筛查 1 次

任选一种分流方法:
- HPV 基因分型检测和细胞学检查
- 细胞学检查
- VIA/VILI

HPV 基因分型检测和细胞学检查:
- 其他 HR-HPV 阳性 → 细胞学检查 → 阴性 / > ASC-US
- HPV16/18 阳性

细胞学检查:
- > ASC-US
- 阴性

VIA/VILI:
- 阴性 → 每隔 12 个月复查 1 次
- 阳性

阴性 → 每隔 12 个月复查 1 次

阴道镜检查

HPV 和细胞学联合筛查流程

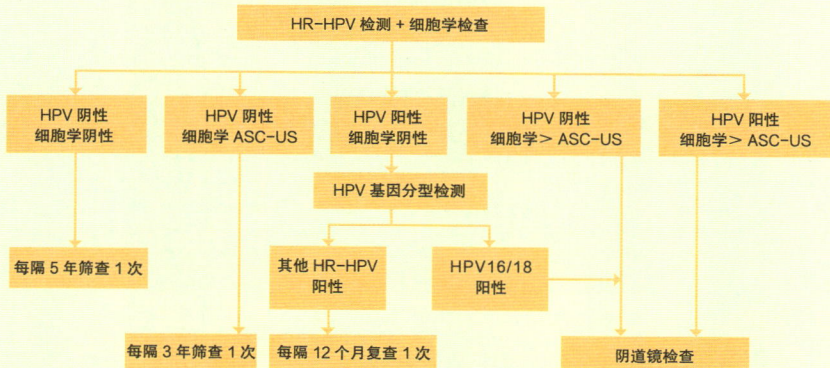

HR-HPV 检测 + 细胞学检查

- HPV 阴性 细胞学阴性 → 每隔 5 年筛查 1 次
- HPV 阴性 细胞学 ASC-US
- HPV 阳性 细胞学阴性
- HPV 阴性 细胞学 > ASC-US
- HPV 阳性 细胞学 > ASC-US

HPV 基因分型检测:
- 其他 HR-HPV 阳性 → 每隔 3 年筛查 1 次 / 每隔 12 个月复查 1 次
- HPV16/18 阳性 → 阴道镜检查

阴道镜检查

三种宫颈癌筛查方案

注：对于细胞学医生以及细胞学质量控质相对不足地区，复查间隔可为 12 个月。

165

医生接诊记 2

2024 年早春，沈阳的天气还很冷，39 岁的刘女士在丈夫的陪同下哭着走进了诊室。怎么回事？她丈夫掏出了一张 B 超结果，宫颈区可见异常回声，大小约 3.3cm×3.2cm×2.5cm，有丰富血流信号。根据这张结果医生意识到情况不妙，给刘女士做了妇科检查，发现宫颈大菜花样肿物，质硬、有出血。询问病情得知，刘女士半年前开始就出现性生活后出血症状，由于血量很少一直未在意。这次出血突然增多让她害怕，赶快来医院检查，没想到却是宫颈出了问题。刘女士泣不成声，医生给她安排了阴道镜活检，最终病理也证实她患有宫颈癌。

医生非常同情她，同时也感到惋惜，要是她能提前定期进行筛查，或者在出现症状时及时就医，结局或许会好很多。

提到宫颈癌筛查，总有些人觉得没必要做，理由常常是"我没有任何不舒服的感觉"。

> 我们的身体出现哪些症状，需要警惕宫颈癌的发生？

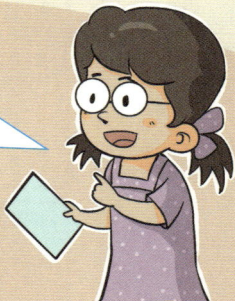

小讲堂

宫颈癌预警症状

你知道吗？宫颈癌前病变阶段往往没有任何症状，早期宫颈癌患者可能也不会有不适感，一般是通过筛查才会被发现。

宫颈癌患者处于不同疾病时期，临床表现差别很大。在早期可能毫无症状。随着疾病不断发展，患者会出现接触性出血、异常阴道流血、不明原因流液等症状。之后，由于肿瘤逐渐增大，压迫和侵犯邻近器官组织，就会出现相应症状。

重点！

这些症状或许是宫颈癌的预警信号，一旦出现这类症状，必须提高警惕。不过，出现这些症状并不意味着一定患有宫颈癌，所以不必过于恐慌，而是要及时就医，进行宫颈癌筛查等相关检查，以确诊病情并合理治疗。另一方面要着重强调的是，不能等到出现上述症状才去医院就诊。作为有性生活的适龄女性，定期接受宫颈癌筛查才是明智之举。

第二节 宫颈癌前病变的治疗

医生接诊记

前面提到的小薇，经阴道镜活检被确诊为宫颈 HSIL（CIN2）。她接受了一个简单的微创小手术——宫颈利普刀锥切术（LEEP 锥切术），之后宫颈恢复了健康。小薇后来还接种了 HPV 疫苗，并且定期进行术后随访。还有刘女士，被确诊为宫颈癌后住院接受了手术治疗，术后恢复良好，目前也在定期随访中。

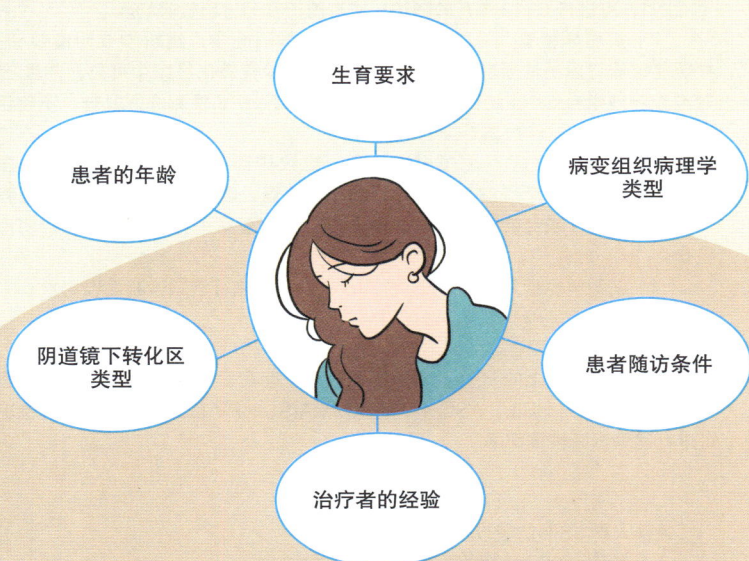

生育要求

病变组织病理学类型

患者的年龄

阴道镜下转化区类型

患者随访条件

治疗者的经验

宫颈癌前病变管理方案的影响因素

小讲堂

宫颈癌前病变的管理原则和治疗方法

组织学确诊的 LSIL（CIN1）的管理原则

LSIL 有 60% 的病变能够自然消退，30% 的病变会持续存在，约有 10% 的病变在 2 年内会进展为 HSIL，且 LSIL 进展到浸润癌的风险不足 1%。原则上 LSIL 无须治疗，定期随访即可。但部分 LSIL 可能存在隐匿的 HSIL，为减少 HSIL 的漏诊情况，应当依据活检前的细胞学结果实施分层管理。

1 　　细胞学检查为 ASC-US、LSIL，经过组织病理学诊断为 LSIL，当阴道镜检查显示鳞柱交接完全可见时，无须治疗，进行临床随访即可，建议间隔 1 年进行复查；当阴道镜检查鳞柱交接不完全可见时，应该做进一步评估，明确子宫颈管内是否存在 HSIL。

2 　　对于细胞学检查为 HSIL、ASC-H、AGC 或者 AIS，经组织病理学诊断为 LSIL 的处理如下。

　　（1）细胞学检查为 HSIL 者：建议复核细胞学、组织病理学以及阴道镜检查结果，按照复核修订后的诊断进行管理；或者当阴道镜检查鳞柱交接（SCJ）和病变的上界完全可见时，如果宫颈管搔刮术（ECC）后的组织病理学结果为 ≤ CIN1，可进行 6~12 个月的随访；或者施行宫颈诊断性锥切术。

　　（2）细胞学检查为 ASC-H 者：建议复核细胞学、组织学或阴道镜结果，按照复核修订后的诊断进行管理；对于阴道镜检查转化区完全可见，并且 ECC 后组织病理学 < CIN1 的情况，推荐 1 年后基于 HPV 检测进行复查，不建议将宫颈诊断性锥切术作为首选。

　　（3）细胞学检查为 AGC-NOS 者：建议排除子宫内膜病变之后，在第 1 年和第 2 年进行细胞学与 HPV 检测联合检查，若结果均为阴性，则推荐在 3 年后再次进行联合检测。如果其中任何一项检查结果异常，建议进行阴道镜检查。

　　（4）细胞学检查为 AGC-FN 或 AIS 者：建议施行宫颈诊断性锥切术。

3 　　持续 2 年及以上的 LSIL，首选随访。对于存在 CIN2+ 病变高危因素的患者（如细胞学检查为 HSIL、ASC-H、AGC 或 AIS、HPV 检测 16/18 阳性等情况），可进行宫颈诊断性锥切术。

4 　　特殊人群 LSIL 的管理

　　（1）年龄 < 25 岁的女性

　　a. 若细胞学检查为 ASC-US 或 LSIL，建议 12 个月后复查细胞学；如果复查的细胞学结果仍然为 ASC-US 或 LSIL，那么再过 12 个月后再次复查细胞学；若复查的细胞学结果为 ASC-H 及以上，则转诊进行阴道镜检查。

　　b. 当细胞学检查为 ASC-H 或 HSIL，而组织病理学诊断为 LSIL 时，如果阴道镜检查充分，且 ECC < CIN2，建议观察。若细胞学检查为 HSIL，建议 1 年、2 年时分别进行细胞学和阴道镜观察。若细胞学检查 ASC-H，建议进行 1 年、2 年的细胞学检查，一旦出现细胞学检查结果 ≥ ASC-US，就转诊进行阴道镜检查。如果 2 年的细胞学检查结果均为 ASC-H 和 HSIL，却没有组织病理学 HSIL 的证据，建议进行宫颈诊断性锥切术。当阴道镜检查不充分时，推荐进行宫颈诊断性锥切术。

　　（2）妊娠期妇女：临床上无须特殊处理，建议产后 6 周进行复查。

小讲堂

宫颈癌前病变的管理原则和治疗方法

组织学确诊的 HSIL（CIN2/3）的管理原则

未经治疗的 HSIL 进展为浸润癌的风险较高，CIN3 未经治疗随访 30 年时，发生癌变的风险为 31%。CIN2 的生物学特征介于 CIN1 和 CIN3 之间，随访 24 个月时自然消退率可达 50%，在年龄小于 30 岁的女性中，CIN2 的自然消退率更是高达 60%。因此，对于 HSIL 的处理，建议通过组织病理学进一步区分是 CIN2 还是 CIN3。

① 在临床上，对于 HSIL（CIN3），建议积极干预措施，不推荐进行随访；对于组织病理学无法区分的 HSIL（CIN2/3），建议按照 HSIL（CIN3）来处理。

② 对于确诊为 HSIL（CIN2）者，建议进行治疗。如果患者更担心治疗对未来生育造成的潜在影响，可考虑保守治疗。保守治疗还需要同时满足如下条件：①充分的阴道镜检查，鳞柱交接完全可见；②子宫颈管取样的组织学结果＜ CIN1。保守观察的内容包括：每 6 个月进行 1 次基于 HPV 的检测和阴道镜检查，持续 2 年。如果连续 2 次评估结果＜ CIN2，且细胞学检查＜ ASC-H，那么应在第 2 次评估 1 年后再次进行基于 HPV 的检测。若连续 3 年的检测结果均为阴性，则可将患者纳入长期筛查随访的范围。若 CIN2 持续 2 年，则建议治疗。

③ 特殊人群的 HSIL 管理
（1）年龄＜ 25 岁。HSIL（CIN3）建议治疗；HSIL（CIN2）首选观察；对于组织学不能明确的 HSIL（CIN2/3），可选择观察或治疗。建议每 6 个月行细胞学以及阴道镜再评估；对于持续 2 年的 CIN2 建议治疗。
（2）妊娠期妇女。无子宫颈浸润癌证据时建议每间隔 12 周复查细胞学及阴道镜检查，产后 6~8 周复查。

小讲堂

宫颈癌前病变的管理原则和治疗方法

宫颈原位腺癌（AIS）的管理原则

AIS 目前认为是子宫颈腺癌的癌前病变，如果不治疗进展为子宫浸润性腺癌风险极高。由于其起源于子宫颈腺上皮，常为多灶性，且 10%~15% 的患者存在"跳跃性"病变，对活检组织病理学拟诊的 AIS 应行宫颈诊断性锥切术，并保证标本完整性和病理已充分评估病变级别，以及切缘有无病变累及，同时术中行残余宫颈管搔刮术（ECC），以进一步明确 AIS 诊断并除外浸润性腺癌。

一旦经诊断性锥切术后除外浸润癌、确诊为 AIS，后续补充治疗如下。①如无生育要求，建议行全子宫切除术；若切缘阳性，经评估无法再次进行锥切术诊断时，取得患者知情同意后可行全子宫切除术或改良广泛子宫切除术。②如有生育要求，若切缘阴性，并能严密随访者，可选择锥切后随诊，但应充分告知患者部分病变呈多中心或跳跃可能，即使切除标本边缘无病变，也不能完全排除 AIS 病变持续存在可能性，知情选择；对经多次切除术后仍不能达切缘阴性者，建议行筋膜外宫颈切除术或放弃保留生育功能。

小讲堂

宫颈癌前病变的管理原则和治疗方法

宫颈癌前病变的治疗方法

目前，常用治疗方法包括宫颈切除性治疗和宫颈消融性治疗。全子宫切除术不应作为宫颈 HSIL 常规首选治疗方法。

宫颈锥切术

宫颈锥切术，可获得较为完整组织标本，进一步明确组织病理学诊断，及时发现早期或隐匿性宫颈癌。同时，病理要给予切缘状态描述，包括内切缘，即子宫颈管内口处切缘；外切缘，即子宫颈阴道部切缘；基底侧切缘，即子宫颈纤维间质离断面切缘。内切缘及基底切缘阳性者病变残留风险明显高于外切缘阳性者。

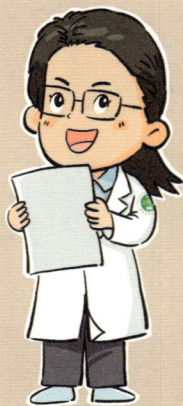

1.适应证

适用于组织病理学诊断 HSIL 和 AIS。由于 CIN3 和 AIS 进展为浸润癌的风险较高,首选切除性治疗。

2.手术方式

(1)冷刀锥切术(CKC):优点为可提供原始状态的标本,切缘无电热损伤,不影响组织病理学诊断。但需要住院、麻醉、手术时间较长;出现术后出血较多、子宫颈狭窄和功能不全等风险增加。

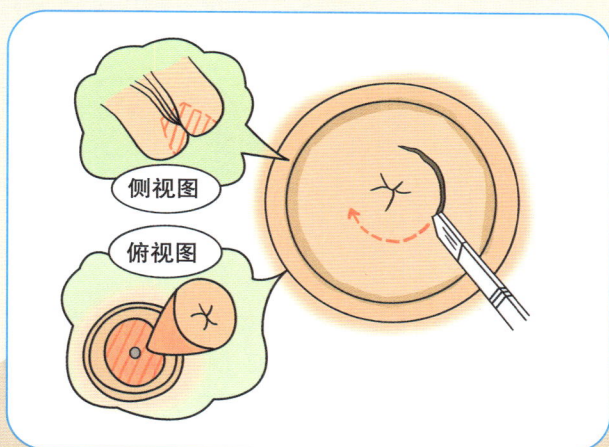

冷刀锥切术(CKC)

(2)宫颈环形电切除术(LEEP)和转化区大环形切除术(LLETZ):优点为可在门诊实施、局部麻醉、操作简便、安全、并发症少等,但标本边缘的热损伤可能会影响组织病理学诊断。

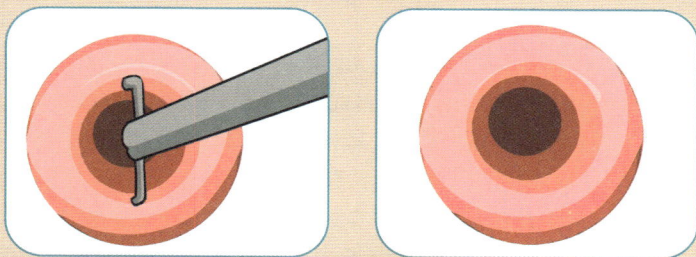

宫颈环形电切除术(LEEP)和转化区大环形切除术(LLETZ)

利普刀与切冷刀锥切术除术的优缺点对比

（3）激光锥切术。

（4）针状电极锥切术等。

国内以 LEEP 和 CKC 两种术式最为普遍。

3. 切除范围

依据阴道镜评估病变分布区域及面积、转化区类型，并结合年龄、生育要求、宫颈长度等。关于切除深度，1 型转化区（TZ1）建议 7~10mm；2 型转化区（TZ2）为 10~15mm；3 型转化区（TZ3）应达 15~25mm，以减少宫颈管切缘阳性率。由于病变累及腺体的深度通常不超过 5mm，故切除组织厚度建议不超过 7mm。

宫颈消融性治疗

消融性治疗主要包括冷冻、激光、电凝及冷凝治疗等技术。该治疗方式具有操作简便（通常无须全身麻醉或仅须局部麻醉）、治疗成本低、临床效果较好、并发症较少等优势，尤其对女性生育功能影响较小。但需要注意的是，消融治疗的局限性在于无法获取组织标本进行病理学检查，故无法进一步明确病变性质。因此，在实施宫颈消融术前必须通过组织病理学排除宫颈浸润性病变及原位腺癌（AIS），并严格遵循临床适应证选择标准。

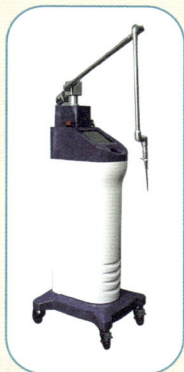

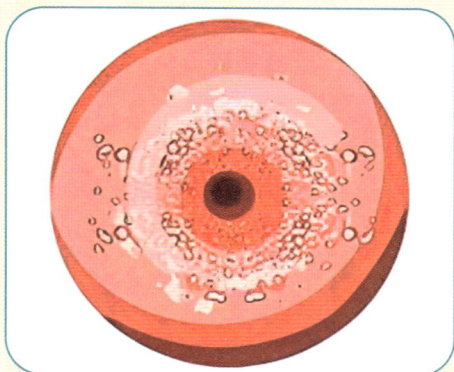

消融治疗

适应证	转化区和病灶完全可见；宫颈管内无组织学证实的高级别上皮内病变；全部病变在可治疗范围内。
禁忌证	阴道镜检查不充分；病灶超过宫颈表面积的 75%，向宫颈管延伸；细胞学、阴道镜或组织病理可疑浸润癌；腺上皮病变；妊娠期及急性炎症期。

小讲堂

宫颈癌的管理原则和治疗方法

宫颈癌主要包括宫颈鳞状细胞癌、腺癌、腺鳞癌及其他少见类型。其中鳞状细胞癌最常见，约占 80%，腺癌占 15%~20%。下面介绍的宫颈癌管理原则和治疗方法主要针对宫颈鳞癌。

宫颈镜下浸润癌（微小浸润癌）

由于ⅠA期肿瘤的诊断依赖于显微镜下测量，而活检标本无法包含全部病变组织，难以准确评估病变范围，因此正确诊断须行宫颈诊断性锥切术。准确诊断ⅠA期宫颈癌需要对切缘阴性的锥切标本进行详细的病理学检查。

I A1 期	对于无生育要求的I A1 期患者，可行筋膜外全子宫切除术（I型子宫切除术）。有生育需求者，可选择宫颈锥切术，若切缘阴性则建议定期随访。鉴于I A1 期淋巴结转移率低于 1%，目前临床共识认为无须行淋巴结切除术。若存在淋巴脉管间隙受侵（LVSI），可选择宫颈锥切术（切缘阴性）或改良根治性子宫切除术联合盆腔淋巴结切除术。
I A2 期	I A2 期患者的淋巴结转移率为 3%~5%，可行次广泛子宫切除术（Ⅱ型改良根治性子宫切除术）联合盆腔淋巴结切除术。对于有生育需求的患者，首选根治性子宫颈切除术联合盆腔淋巴结切除术（或前哨淋巴结活检，SLNB），次选宫颈锥切术（切缘阴性）联合盆腔淋巴结切除术（或 SLNB）。
I B1 I B2 Ⅱ A1 期	采用手术或放疗，预后均良好。手术方式为广泛子宫切除术（Ⅲ型根治性子宫切除术）和盆腔淋巴结切除术 ± 腹主动脉淋巴结取样术。根据是否存在高危、中危因素决定术后辅助治疗。要求保留生育功能者，如宫颈肿瘤直径不超过 2cm，可选择根治性宫颈切除术加盆腔淋巴结切除术 ± 腹主动脉淋巴结取样术。
I B3 Ⅱ A2 期	可选择的治疗方法有：①同步放化疗；②根治性子宫切除及盆腔淋巴结清扫、腹主动脉淋巴结取样、术后个体化辅助治疗；③新辅助化疗后手术；④同步放化疗后辅助子宫切除术。以上方法首选同步放化疗。
Ⅱ B~ Ⅳ A 期	同步放化疗。近年，免疫检查点抑制治疗在宫颈癌中取得良好疗效。
Ⅳ B 期	以系统治疗为主，支持治疗相辅助，部分患者可联合局部手术或个体化放疗。

保留生育功能的宫颈癌临床诊疗流程

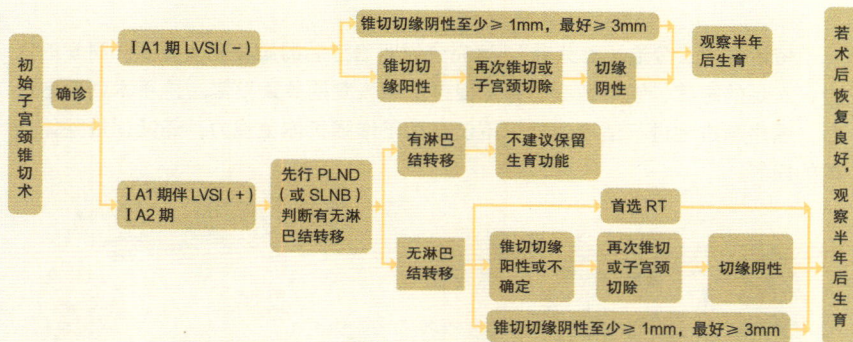

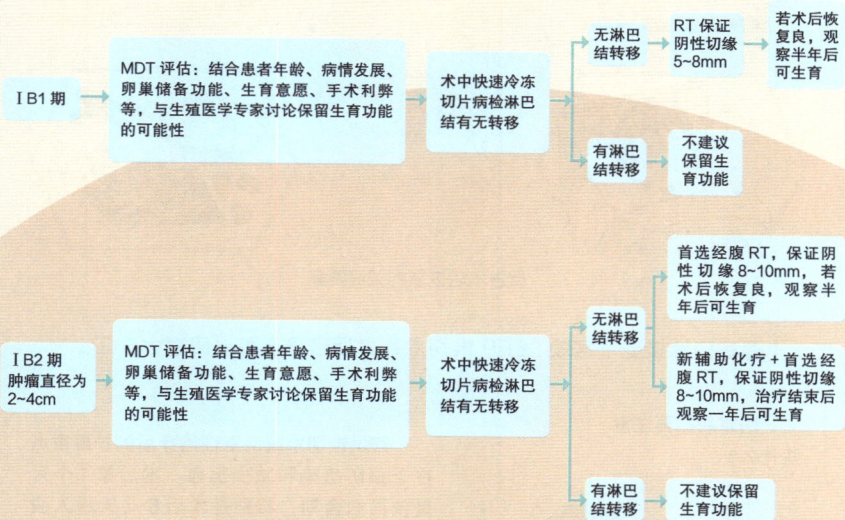

初始子宫颈锥切术 → 确诊 →

ⅠA1期 LVSI（-） → 锥切切缘阴性至少 ≥ 1mm，最好 ≥ 3mm → 观察半年后生育

锥切切缘阳性 → 再次锥切或子宫颈切除 → 切缘阴性

ⅠA1期伴 LVSI（+）ⅠA2期 → 先行 PLND（或 SLNB）判断有无淋巴结转移 →
- 有淋巴结转移 → 不建议保留生育功能
- 无淋巴结转移 →
  - 首选 RT
  - 锥切切缘阳性或不确定 → 再次锥切或子宫颈切除 → 切缘阴性
  - 锥切切缘阴性至少 ≥ 1mm，最好 ≥ 3mm

→ 若术后恢复良好，观察半年后生育

ⅠB1期 → MDT 评估：结合患者年龄、病情发展、卵巢储备功能、生育意愿、手术利弊等，与生殖医学专家讨论保留生育功能的可能性 → 术中快速冷冻切片病检淋巴结有无转移 →
- 无淋巴结转移 → RT 保证阴性切缘 5~8mm → 若术后恢复良，观察半年后可生育
- 有淋巴结转移 → 不建议保留生育功能

ⅠB2期 肿瘤直径为 2~4cm → MDT 评估：结合患者年龄、病情发展、卵巢储备功能、生育意愿、手术利弊等，与生殖医学专家讨论保留生育功能的可能性 → 术中快速冷冻切片病检淋巴结有无转移 →
- 无淋巴结转移 →
  - 首选经腹 RT，保证阴性切缘 8~10mm，若术后恢复良，观察半年后可生育
  - 新辅助化疗 + 首选经腹 RT，保证阴性切缘 8~10mm，治疗结束后观察一年后可生育
- 有淋巴结转移 → 不建议保留生育功能

缩写	全称
RT	根治性子宫颈切除术
LVSI	淋巴脉管间隙浸润
PLND	盆腔淋巴结切除术
SLNB	前哨淋巴结活检
MDT	多学科诊疗

第三节 宫颈癌前病变的康复与随访

俗话说"三分治，七分养"，这充分说明治疗后的康复尤为重要。科学的饮食、充足的睡眠、健康的心态都是促进术后恢复的关键要素。待手术创面愈合后，循序渐进地进行适度运动，不仅有助于增强机体免疫力，还能促进整体功能的恢复。

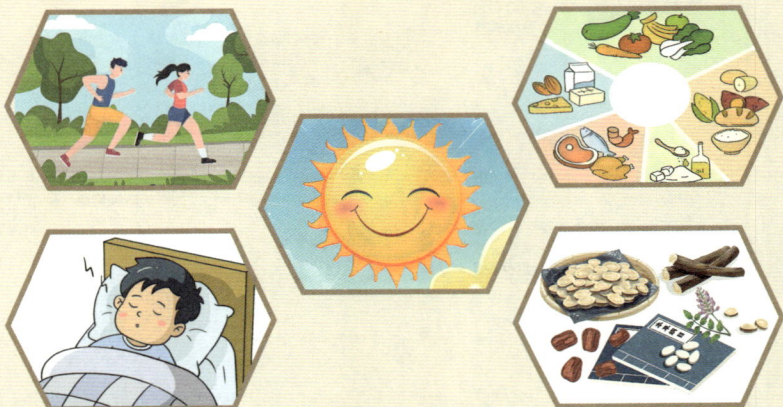

促进术后恢复的关键要素

小薇在门诊接受了宫颈 LEEP 锥切术，术后当日便可以回家休养了。

回家后需要注意些什么？

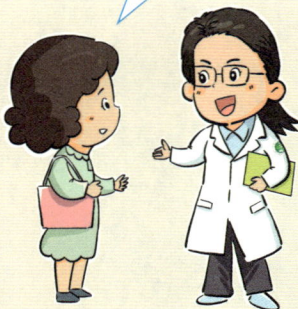

宫颈锥切术或消融性治疗后的护理重点在于预防感染和减少出血。术后第 1 个月是创面愈合期，特别是术后 6~7 天进入脱痂期，创面易出血，因此需要注意以下几点：适当休息，避免劳累和运动，以降低大量出血的风险；饮食应注重营养均衡，适当增加蛋白质摄入，避免辛辣和凉食；术后 2 个月内应避免性生活、盆浴和游泳；恢复性生活后，建议正确使用避孕套。

刘女士住院接受了宫颈癌根治性手术。

出院后需要注意什么？

由于这种手术的恢复期较长，一般需要3~6个月，创口需要定期消毒、更换敷料，平时要保持创口干燥、清洁。术后在饮食方面需要调养，保证营养的摄入。饮食应以清淡、易消化的食物为主，多吃富含蛋白质、维生素和矿物质的食物，如鱼、禽肉、豆类、蔬菜和水果等。避免吃辛辣、油腻、刺激性食物，还要戒烟戒酒。适度运动对身体康复和提高免疫力有帮助。手术后的患者可以适度进行散步、瑜伽、太极等轻度运动，要避免剧烈运动和负重。家人和朋友要多给予患者支持和鼓励，患者自己要避免情绪焦虑，尽量放松心态、积极面对。

小讲堂

宫颈 HSIL 切除性治疗后的随访管理

宫颈癌前病变治疗后不代表一劳永逸，仍有复发风险，而且患宫颈癌的风险是正常人的 2~5 倍。宫颈癌前病变的复发与术后 HPV 持续感染明显相关。因此，我们不能坐以待毙，需要定期随访。

1 无论切缘状态如何，首次复查推荐治疗 6 个月后行基于 HPV 的检测。检测阴性者，间隔 12 个月再次行基于 HPV 的检测。连续 3 次阴性，间隔 3 年复查，随访应持续至少 25 年。年龄超过 65 岁、已完成 25 年的随访，只要健康条件允许可继续接受每 3 年 1 次的随访。HPV 检测阳性者，需要转诊阴道镜检查。

2 年龄 > 50 岁且内切缘阳性者，优先选择再次接受宫颈锥切术。

3 随访过程中如组织学证实有 HSIL 病灶残留，但再次锥切术操作困难，可接受全子宫切除术。

AIS 宫颈切除性治疗后保留生育功能的随访管理

1 切除性标本切缘阴性者，推荐治疗后间隔 6 个月行细胞学联合 HPV 检测、阴道镜和宫颈管搔刮评估，至少持续 3 年，然后每年 1 次、持续至少 2 年。对连续 5 年随访结果均为阴性者，可接受每 3 年 1 次无限期筛查随访。

2 AIS 切除性标本切缘阳性者，必须再次实施切除性手术以期获得阴性切缘。对重复切除后切缘仍阳性者，建议行筋膜外宫颈切除术或放弃保留生育管理。

3 分娩后如仍坚持保留生育愿望，且随访期间 HPV 检测等结果持续阴性，可继续监测。如果确诊再次复发，应优先选择子宫切除。

● AIS 子宫切除术后的随访管理

建议术后 2 年内每 6 个月随访 1 次，进行 HPV 联合细胞学及影像学检查，若结果异常则转诊阴道镜，若结果均为阴性，术后 2 年每年随访 1 次，至少坚持随访 25 年。

● 宫颈癌治疗后的随访管理

随访的主要目的在于更早发现肿瘤复发情况，进而及时进行干预处理，以提高患者的总体生存率，改善生活质量。

复发情况	50% 的宫颈癌复发会出现在治疗后的 1 年内，75%~80% 发生在治疗后的 2 年内，仅有少数复发情况出现在治疗后的 4~5 年，治疗 5 年后复发相对较为少见。盆腔内局部复发占比为 70%，盆腔外远处转移占 30%。
随访方案	在治疗结束后的最初 2 年内，每 3 个月随访 1 次；第 3~5 年，每 6 个月随访 1 次；之后每年随访 1 次。连续随访 5 年后，根据患者的具体情况决定是否继续随访。
随访内容	包括全身体格检查、妇科检查、鳞癌抗原（SCC）检测、宫颈或阴道残端细胞学检查、高危型 HPV 检测，必要时行阴道镜检查和病理活检，以及影像学检查，如胸腹盆腔 CT、盆腔 MRI 或超声、全身浅表淋巴结超声检查。Ⅱ期及以上患者在治疗后 3~6 个月复查时，应当进行全身 MRI 或 CT 检查，以评估盆腔肿瘤的控制情况，必要时进行 PET/CT 检查。

引导图——宫颈癌的筛查与诊断、治疗、康复与随访

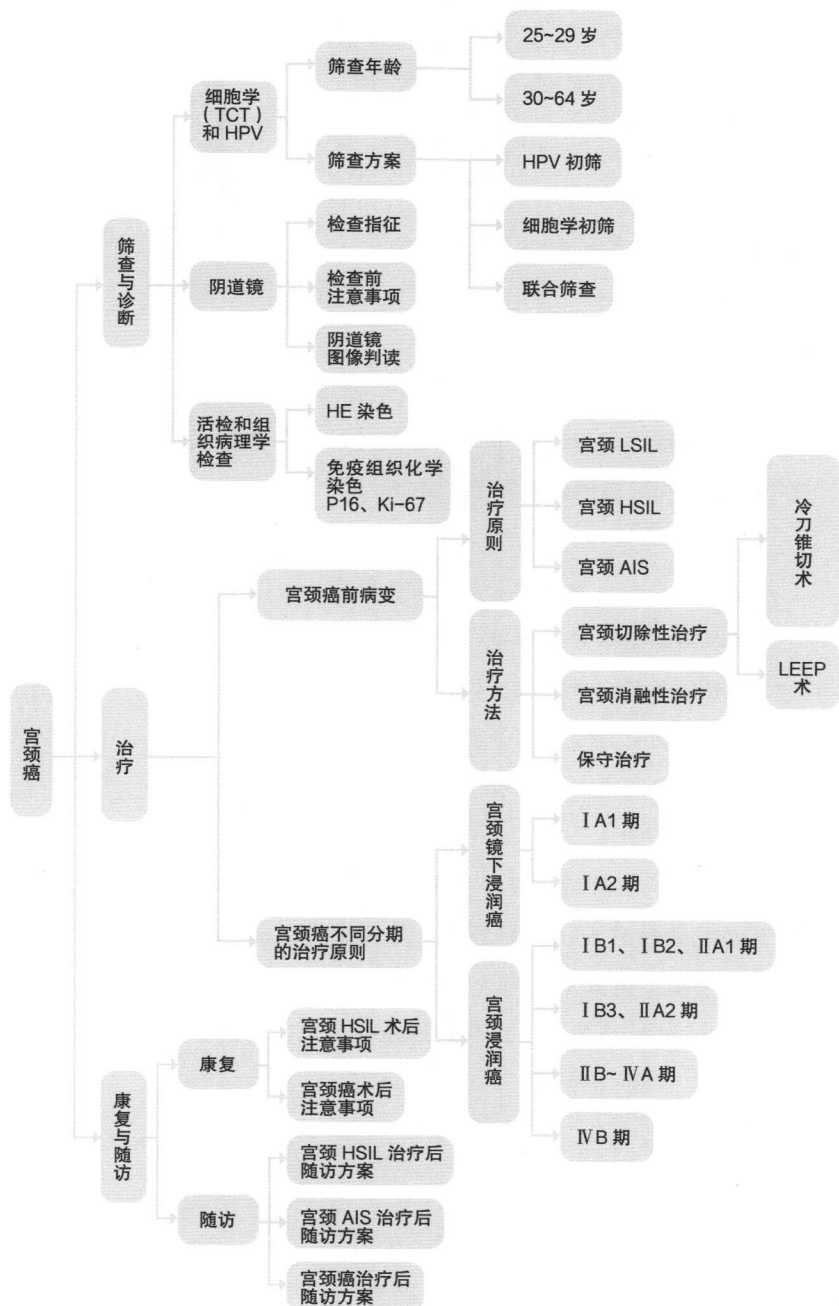

审稿专家

王丹波 教授

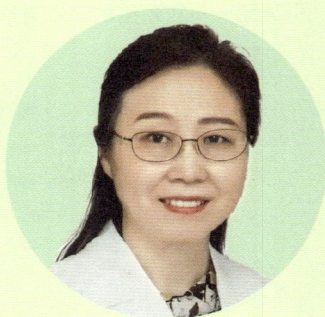

辽宁省肿瘤医院妇科主任、二级教授、
博士研究生导师

享受国务院政府特殊津贴、国家卫生健康突出贡献中青年专
家、辽宁省优秀专家、辽宁"兴辽英才计划"杰出医学专家、
辽宁名医、沈阳市创新型领军人才

- 中华医学会妇科肿瘤学分会　常务委员
- 中国抗癌协会妇科肿瘤整合康复专委会　主任委员
- 中华预防医学会肿瘤预防与控制专委会　常务委员
- 中国医师协会内镜医师分会　常务委员
- 辽宁省医师协会　副会长

　　擅长妇科良恶性肿瘤的疑难手术，腹腔镜、阴式及机器人微创手术，
保留生育功能的妇科恶性肿瘤治疗，复发癌的综合治疗等。主持国家自
然科学基金 5 项，国家重点研发计划子课题 1 项，主要研究者临床试验
6 项，发表论文 120 余篇，主编妇科肿瘤领域诊治指南 6 部，获省市科技
奖 5 项。